【심전도 정오표】

페이지	오류	정정
p.68 하단 그림	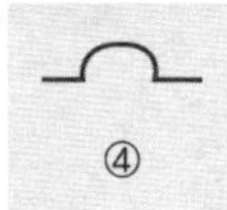	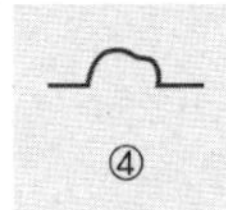
p.78 하단 그림	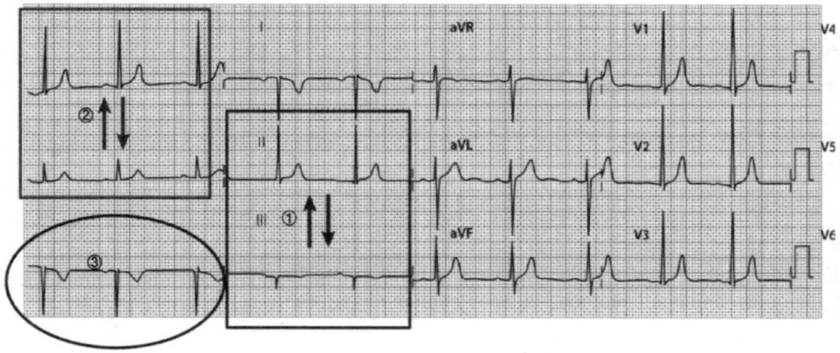	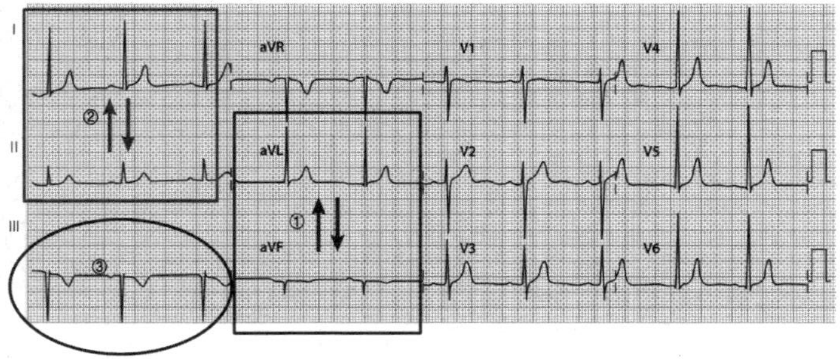
p.91 중간	aVF 유도에서 QRS 방향성 : **상향**(+)	aVF 유도에서 QRS 방향성 : **하향**(−)
p.153~160 그림 모두	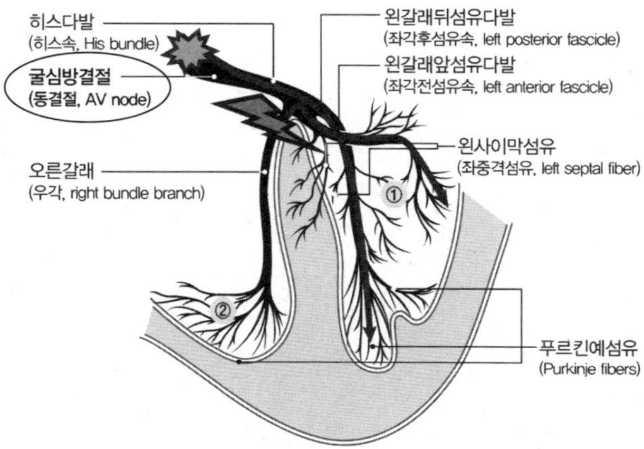	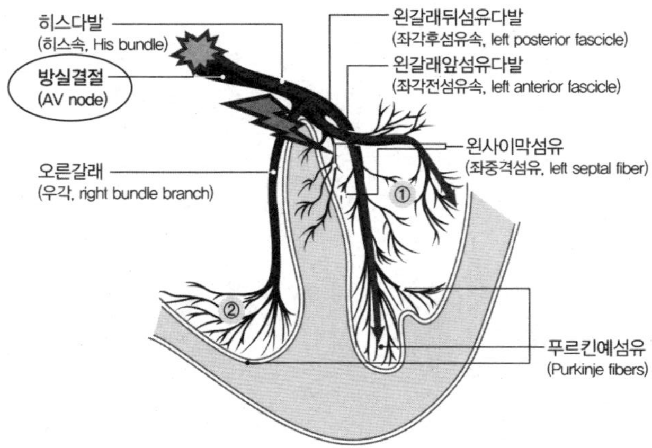

임상상황을 통한

BASIC 심전도

Electro Cardio Gram

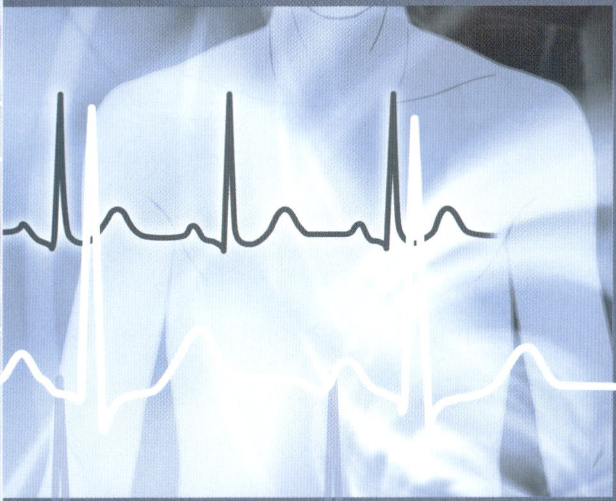

윤중수 · 최소라 지음

MEP 의학교육

머리말

2014년 우리나라 사망원인(통계청)을 살펴보면 1위는 암, 2위는 심장질환, 3위는 뇌혈관질환이 차지하고 있으며, 계속해서 증가 추세에 있는 것이 바로 심장질환(특히, 고령화에 따른 부정맥 질환)이다.

심장질환을 진단하기 위해 많은 검사가 이용되고 있는데, 그중에서도 심전도는 청진기와 더불어 가장 오래된 검사임에도 불구하고 검사방법이 간단하고 경제적이며 환자에게 고통을 주지 않는 등의 큰 장점이 있어서 현재까지도 임상에서 매우 중요하고 일반적인 진단도구로 널리 이용되고 있다. 그래서 심전도는 의료현장에서 절대적으로 중요하고 필요한 지식이라고 할 수 있다.

다만, 심전도는 표면적으로 나타난 그래프를 보고 심장 내부에서 일어나고 있는 전기적 활동과 변화를 추론하여 심장에 어떤 문제가 있는지를 예측하는 것이기 때문에 처음 심전도를 접하는 사람들에게는 매우 낯설고 어렵게 느껴질 수 있다. 필자 역시 20여 년 전 심전도 검사를 처음 담당하게 되었을 때 한동안 매우 막막하기만 했던 기억이 지금도 또렷하다. 교재도 대부분 원서나 번역본이어서 이해하기 어려운 부분들이 많았는데, 딱히 물어보거나 가르침을 받을 만한 곳도 마땅치 않아 자주 나오는 심전도 패턴들을 주로 암기하는 방법으로 익혔으나 늘 해결되지 않는 목마름이 있었다. 그러나 심전도를 반복해서 학습하고 경험을 쌓아가면서 어떤 원칙과 변하지 않는 약속들이 있음을 알게 되고, 그것들에 대한 충분한 학습과 이해가 결국 심전도를 더욱 잘 검사하고 해석할 수 있는 바탕이 된다는 것을 알게 되었다.

다행히 최근에는 우리나라에서도 심전도의 중요성이나 교육의 필요성에 대한 공감대가 높아지면서 심전도를 아예 전공과목으로 지정해 체계적으로 가르치는 학교도 많아졌으며, 임상병리사 면허 국가시험에도 큰 비중을 차지하는 중요 과목으로 자리 잡게 되었다.

또한, 임상에서의 직접 경험과 노하우를 살려 집필한 국내 교재들도 이제는 제법 심심치 않게 만날 수 있게 되었고, 심전도 교육을 위한 프로그램도 많아졌다. 그리고 의료현장에서 요구되는 지식의 양이나 기대수준도 더불어 빠르게 증가하였다.

이 책은 처음 심전도를 배우는 학생들과 의료현장에서 심전도검사를 담당하고 있는 실무자를 최우선으로 고려하여 구성하였다. 특히, 가장 중요함에도 불구하고 자칫 소홀하기 쉬운 심전도의 기본 개념에 대해 가급적 꼼꼼하게, 그러나 너무 복잡하거나 어렵지 않게 설명하기 위해 노력하였고, 국가시험 대비가 가능하도록 기본적인 심장의 해부학적 구조와 기능에 관한 부분도 다루었는데, 가능한 심전도와 연계하여 설명하려고 노력하였다. 또 여러 심전도 예시들은 가능한 임상에서 자주 만나는 사례를 중심으로 실제 검사기록지를 실으려고 노력하였다. 다만, 심전도 기본서임을 감안하여 내용의 난이도를 조절하다 보니 현장에서 검사하는 실무자의 입장에서 보기에 내용이 다소 부족하다고 느껴지는 부분도 있으리라 생각된다. 이 부분은 보완하여 제2, 제3권의 형태로 향후 다시 만나 뵙기를 바라는 개인적인 소망도 해본다.

끝으로 학교와 현장에서 심전도의 발전과 교육을 위해 항상 애쓰고 도움을 주시는 여러 교수님들과 생리학검사학회 선생님들께 감사드리며, 특히 곁에서 심전도에 관한 좋은 가르침을 늘 주고 계시는 성균관의대 순환기내과 김준수 교수님과 이 책이 출간되기까지 첫 독자가 되어 책의 내용을 처음부터 끝까지 꼼꼼하게 살펴보고 의견을 아끼지 않았던 후배 박미모 선생님, 그리고 질적으로 우수한 책을 완성하기 위해 최선을 다해 주신 의학교육 임직원 여러분께 깊은 감사를 드린다.

저자 일동

contents

제10장 부정맥의 기초 / 123

제11장 주요 부정맥 심전도 / 131

제12장 심전도 판독의 실제 / 163

부록

찾아보기

• ELECTROCARDIOGRAM •

제1장

심전도 이해를 돕는 심장 이야기

1. 심전도란 무엇인가?
2. 심장의 해부학적 구조
3. 심장 단면의 활용 – 관상면, 가로면
4. 심장의 자극전도계통

학습요약

- 심장은 4개의 방으로 구성되어 있고 사이막(중격)에 의해 좌우가 구분되며, 각 심방과 심실 사이, 그리고 각 심실과 굵은 혈관 사이에는 혈액의 역류를 막기 위한 판막이 존재한다.
- 심장벽은 안쪽에서부터 심장속막(심내막), 심장근육(심근), 심장바깥막(심외막)으로 되어 있으며, 왼심실(좌심실)의 근육 두께가 오른심실(우심실)보다 약 3배 정도 더 두꺼운 구조이다.
- 심장의 주요 기능은 펌프작용을 통한 혈액의 순환인데, 효과적인 혈액순환을 위해 심장은 규칙성을 가지고 일관되게 박동하며, 이 박동은 심장의 박동조율기인 굴심방결절(동결절)의 명령에 따라 심장 내 특수한 자극전도계통의 작용으로 조율된다.

01 심전도란 무엇인가?

심전도(electrocardiogram, ECG or EKG)는 심장에서 일어나고 있는 전기적 활동(electrical activity)을 심전계(electrocardiograph)를 이용하여 신체 표면에서 그림(파형, graph)으로 기록한 것이다(**그림 1-1**). 심장은 특수한 자극전도계(cardiac conduction system)를 가지고 있어서 스스로 전기자극(electrical impulse)을 만들고, 심장의 각 부분으로 전달함으로써 심장근육을 수축하고 이완하게 하여 박동한다.

1887년 월러(Waller AD)의 모세관전위계(capillary electrometer)에 의해 사람의 심전도가 처음 기록되었고, 1902년 아인트호벤(William Einthoven)이 단선검류계(string galvanometer electrocardiograph)를 발명하여 심전도를 기록한 것이 현대 심전도의 시작이 되었다.

1908년 임상에서 상용화된 이후 120년이 지난 지금까지도 심전도는 심장질환 진단의 필수적인 검사이며, 응급실 및 중환자실, 외래진료실, 일반 건강검진 등 임상에서 매우 광범위하게 이용되는 중요한 검사법이다. 또한, 현대에는 무선통신기술의 발달로 원격으로 심장상태를 모니터링하기도 하고, 휴대폰 등으로 자신의 심장 상태를 상시 모니터링하는 등 심전도의 활용은 의료기술의 눈부신 발달과 더불어 더욱 증대되고 있는 추세이다.

심전도는 검사방법이 간단하고 비용이 저렴하며 환자에게 고통을 주지 않는 매우 간편한 검사로, 재현성이 뛰어나다는 장점이 있어 심장검사 중 가장 널리 사용되고 있다. 특히, 부정맥 진단에 매우 탁월하며 심장동맥질환(심근허혈이나 심근경색증) 진단에도 효과적이다. 그 밖에 심장비대나 심장에 영향을 주는 전신질환(갑상샘질환, 허파질환), 전해질대사이상, 심장약의 효과 판정, 심장박동기의 기능 평가 등에서도 유용한 정보들을 제공해 준다. 그러나 정상인이나 심장질환 환자에게서 나타나는 심전도 소견은 매우 다양하여 반드시 다른 임상 소견과 더불어 판독해야 한다는 점을 꼭 기억해 두어야 한다.

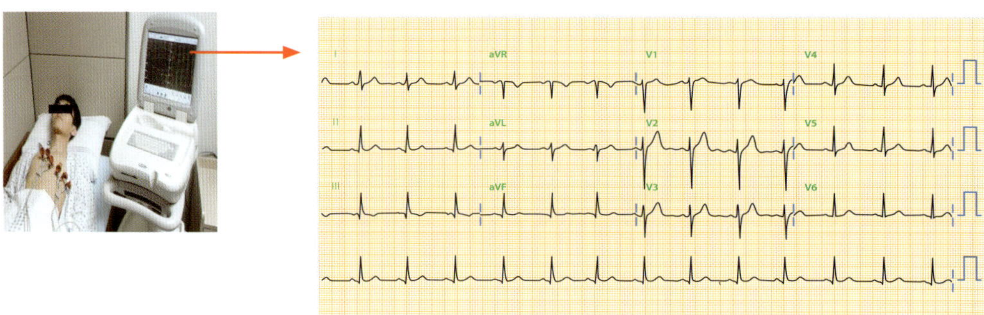

[그림 1-1] 심전도 측정

02 심장의 해부학적 구조

1 심장의 형태와 구조 및 역할

심장은 원뿔 모양으로 속이 빈 근육성 장기이며, 3차원의 입체적 구조이다. 심장은 수축했을 때 자신의 주먹 크기 정도밖에 되지 않지만, 분당 약 70~75회로 박동하여 5L가 넘는 혈액을 내보낸다. 이렇게 하루 10만 번 이상을 쉬지 않고 박동하려면 심장근육에 엄청난 양의 산소와 영양분이 공급되어야 하는데, 이 역할을 하는 것이 심장동맥(관상동맥, coronary artery)이다. 말하자면 심장동맥은 심장 전용의 혈액 공급 통로인 셈이다.

이 통로가 좁아지거나 막혀서 심장으로 공급되는 혈액이 부족해지거나 중단되면 심장근육에 손상이나 괴사가 일어나 정상적인 전기활동이 불가능해지므로 심전도에도 매우 특징적인 변화를 가져오게 된다.

> 3차원의 입체적 구조물인 심장을 단면의 그림으로 표현하고 설명하는 데에는 분명 한계가 있으며 심장의 전기적인 방향과 흐름을 이해하는 데에도 어려움이 따를 수밖에 없다. 이를 보완하기 위해 심장 모형이나 여러 각도에서 촬영한 사진, 심장 절단면 그림 등을 활용하여 항상 입체적인 심장, 움직이는 심장을 떠올릴 수 있어야 한다.

심장은 크게 혈액이 들어오는 2개의 심방(atrium)과 혈액을 내보내는 2개의 심실(ventricle)로 이루어져 있다. 우선 위아래로 나누어 보면 판막을 경계로 심방이 위쪽에 있고, 심실은 아래쪽에 위치한다. 오른심방(우심방, right atrium, RA)은 온몸을 돌며 산소와 영양분을 다 소비한 혈액이 들어오는 곳이며, 이 혈액은 오른심실(우심실, right ventricle, RV)을 거쳐 허파(폐)로 보내진다. 허파에서 새롭게 산소와 영양분을 충전한 혈액이 들어오는 곳이 왼심방(좌심방, left

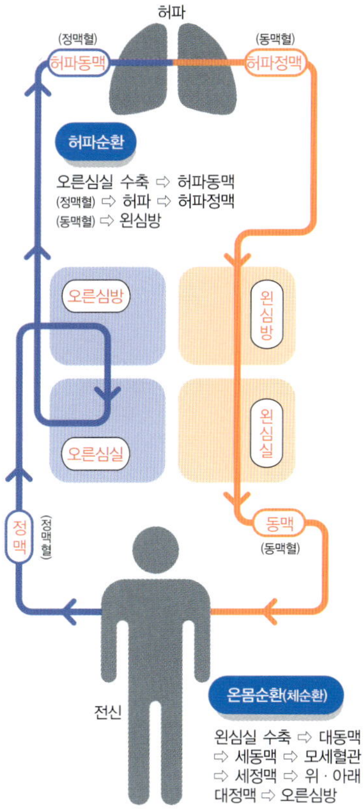

[그림 1-2] 혈액의 순환

atrium, LA)이며, 이 혈액은 왼심실(좌심실, left ventricle, LV)을 거쳐 대동맥을 통해 일순간에 박출되어 다시 온몸을 순환한다. 오른심장(우심)은 한껏 일을 하고 돌아온 혈액이 순환[허파순환(폐순환, pulmonary circulation), 소순환]하는 곳이고, 왼심장(좌심)은 일을 하기 위해 출발하는 혈액이 순환[온몸순환(체순환, systemic circulation), 대순환]하는 곳이다(**그림 1-2**).

심장의 구조를 더 실제적으로 살펴보면 정면에서 심장을 바라볼 때 오른심장이 앞쪽에 위치하고, 왼심장은 왼쪽에서 뒤쪽(주로 뒤쪽)에 위치하고 있어 앞에서는 잘 보이지 않거나 일부만 조금 보이는 것이 보통이다(**그림 1-3**). 이것은 심장의 절단면 중 가로면(수평면)의 구조로 보면 좀 더 쉽게 이해할 수 있는데, 심장의 전기적 흐름을 이해하는 것과도 밀접한 관계가 있다(**그림 1-4, 1-5**).

> 심전도를 더 쉽게 이해하려면 심장의 위치 개념을 약간 바꾸어 생각해 볼 필요가 있다.
> 좌우(左右)의 개념보다는 전후(前後)의 개념으로!
> 즉, 오른심장(우심)은 앞에, 왼심장(좌심)은 뒤에 위치한다.

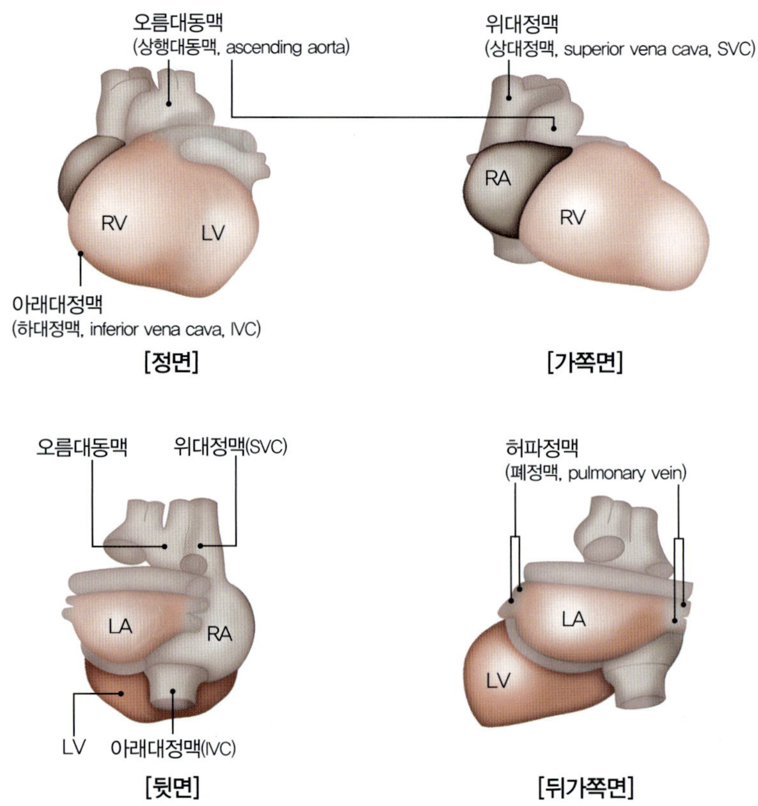

[그림 1-3] **심장의 형태**

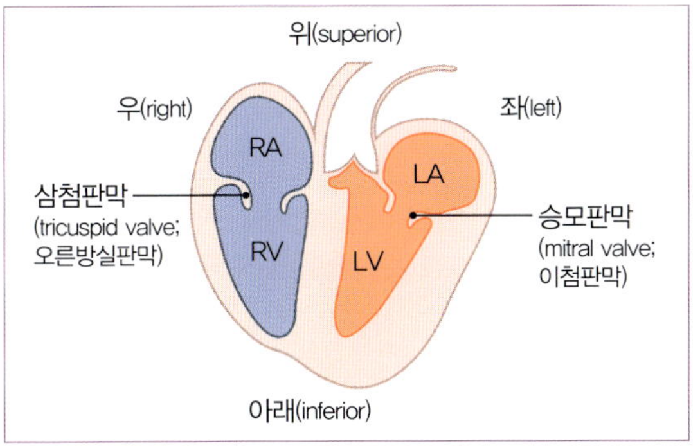

[그림 1-4] 심장의 관상면

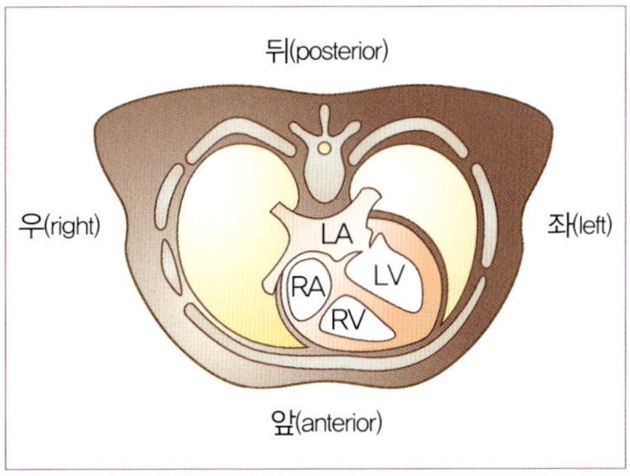

[그림 1-5] 심장의 가로면

2 심장의 위치와 경계

심장은 가슴 중앙[중간세로칸(중종격, middle mediastinum)]에 위치하고, 가로막(횡격막, diaphragm) 위에 얹혀 있으며, 좌우의 허파(폐)와 가슴우리(흉곽, thorax)에 둘러싸여 있다(**그림 1-6, 1-7**).

심장의 상하좌우 경계는 가로막(횡격막)의 위치 등에 따라 조금 차이가 있기는 하지만, 심전도 검사를 위한 가슴유도(흉부유도, chest lead)의 전극 부착위치와 매우 밀접한 관계가 있다.

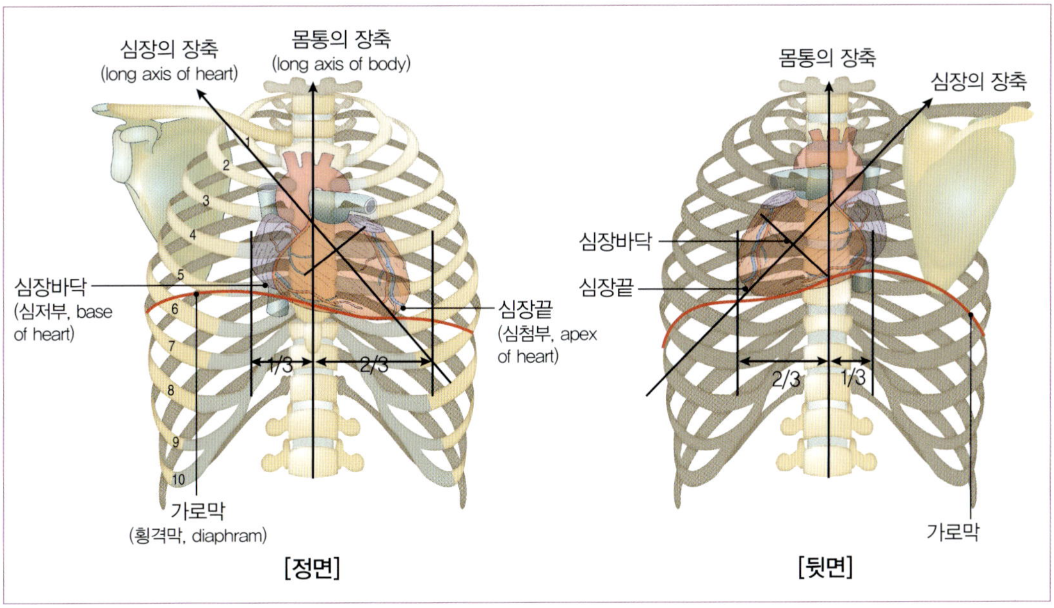

[그림 1-6] 심장의 위치와 경계

- **위쪽 경계** : 왼쪽 2번째 갈비뼈 아랫면과 오른쪽 3번째 갈비뼈 윗면을 연결한 선
- **아래쪽 경계** : 5번째 갈비사이(늑간) 높이에서 왼쪽 빗장중간선(쇄골중간선) 근처까지 연결한 선
- **오른쪽 경계** : 오른쪽 3번째 갈비사이에서 6번째 갈비사이를 연결한 선
- **왼쪽 경계** : 위쪽 경계와 아래쪽 경계의 왼쪽 끝을 연결한 선

심장의 윗면[심장바닥(심저부, base of heart)]은 대동맥(aorta)과 허파동맥(폐동맥, pulmonary artery)에 연결되어 고정되어 있고, 심장의 아랫면[심장끝(심첨부, apex of heart)]은 중앙에서 약 2/3 가량 왼쪽으로 치우쳐 왼쪽 가슴의 5번째 갈비사이(늑간)에 위치하는데, 심장막액(pericardial fluid)에 떠있는 상태로 존재하므로 심장이 박동할 때마다 움직인다. 이것이 일반적으로 왼쪽 가슴에서 심장박동을 느끼게 되는 이유이다.

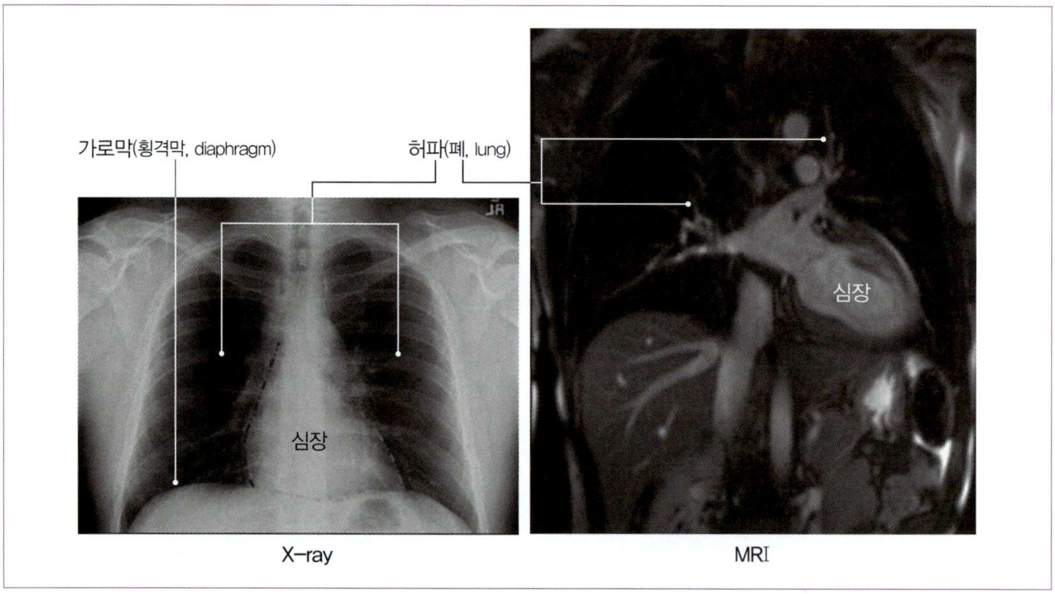

[그림 1-7] 가슴 X-ray와 MRI로 본 심장의 위치

3 심장판막

판막은 혈액이 심방에서 심실, 심실에서 허파동맥(폐동맥)과 대동맥을 향하여 오직 한 방향으로만 흐르도록 하는 수문장 역할을 하는데, 섬유조직에 둘러싸여 심장운동의 기본 뼈대(골격)를 형성하며 심방과 심실 수축의 시간차를 갖는 데 필요한 전기절연체의 역할도 한다.

판막은 크게 방실판막(atrioventricular valve)과 반달판막(반월판, semilunar valve)으로 나뉘며, 심방과 심실 사이에 있는 판막을 방실판막이라 하고, 심실과 주요 동맥 사이에 있는 판막을 반달판막(반월판)이라고 한다(**그림 1-8, 표 1-1**).

판막은 주로 압력차에 따라 열리고 닫히는데, 판막이 완전히 닫히지 않아 혈액이 역류되거나[판막역류(판막폐쇄부전, valvular regurgitation)] 반대로 판막이 제때에 잘 열리지 않아 혈액의 이동이 원활하지 못한 경우(판막협착, valvular stenosis)를 모두 심장판막질환이라고 한다.

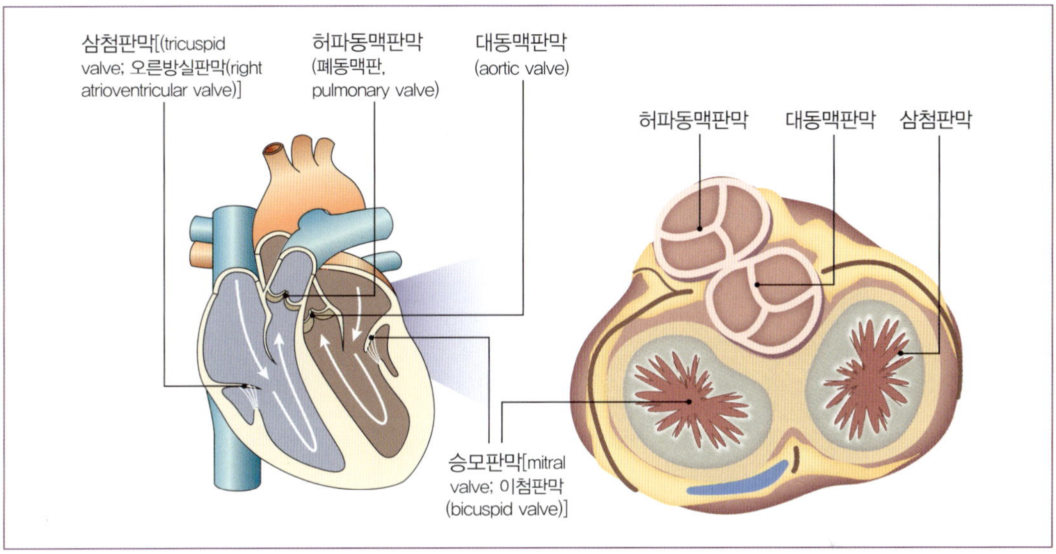

[그림 1-8] 심장판막의 구조

[표 1-1] 심장판막의 종류와 위치

구분	판막 위치	명칭
방실판막 (atrioventricular valve, AV valve)	오른심방 – 오른심실	삼첨판막(tricuspid valve)
	왼심방 – 왼심실	승모판막(mitral valve)
반달판막 (semilunar valve, SL valve)	오른심실 – 허파동맥	허파동맥판막(폐동맥판, pulmonary valve)
	왼심실 – 대동맥	대동맥판막(aortic valve)

4 심장의 벽

심장의 벽은 안쪽에서부터 심장속막(심내막, endocardium), 심장근육(심근, myocardium), 심장바깥막(심외막, epicardium)의 3개 층으로 이루어져 있으며, 이 가운데 심장근육층이 심실 두께의 약 75%로 심실벽 대부분을 차지한다(**그림 1-9**).

심실의 가장 안쪽인 심장속막(심내막)에는 자극전도로(푸르킨예섬유, Purkinje fiber)가 위치하기 때문에 심실근육이 흥분할 때 가장 먼저 흥분이 시작되고, 심장바깥막(심외막)은 심실의 가장 바깥쪽으로 가장 늦게 흥분이 일어나지만 흥분의 회복은 반대로 가장 먼저 시작된다. 양쪽 심실의 근육층 두께는 왼심실(좌심실)이 오른심실(우심실)보다 약 3배 정도 더 두꺼운데, 이는 온몸순환(체순환, systemic circulation; 대순환)을 위한 더 큰 혈류에 대한 저항을 견뎌야 하기 때문이다.

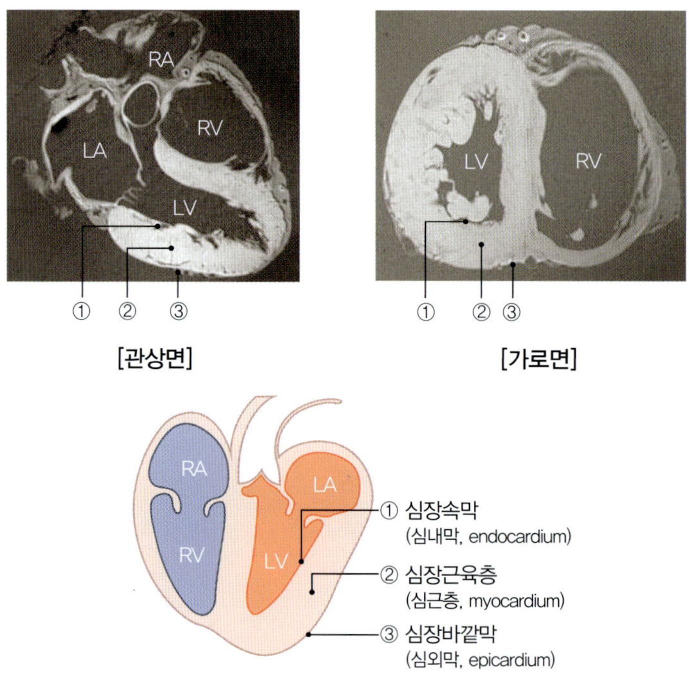

[그림 1-9] MIR로 본 심장의 벽

MRI 등의 영상에서는 사물을 거울에 비춰보는 것처럼 좌우가 반대로 표현된다.

5 심장주기와 심전도의 상호관계

심장주기(cardiac cycle)는 기계적 · 전기적 판막 활동의 상호작용으로 일어난다고 할 수 있다. 심장이 분당 75회로 박동한다고 할 때 혈액이 완전히 비워지고 채워지는 한 주기는 약 0.8초(800msec)이며, 심전도에서는 P–P(또는 R–R)간격이 된다.

심장주기는 수축기(systole)와 확장기(diastole)로 구분된다.

그림 1-10과 같이 왼심실(좌심실)의 수축은 심실압력이 처음 상승하여 방실판막이 닫힐(A) 때에 시작되어 대동맥판막이 닫히고 확장기가 시작될(B) 때까지 계속된다. B에서 C까지의 기간 동안 심실의 압력은 대동맥의 압력보다 높아서 대동맥판막이 열리고 심실은 혈액을 동맥계통으로 내보내게 된다. C에서 대동맥판막이 닫힌다.

심실이 이완되고 혈액으로 채워지는 주기인 확장기는 대동맥판막이 닫히면서(C) 시작된다. 심실의 압력이 심방의 압력보다 떨어질 때 방실판막이 열리고(D) 심실은 채워지기 시작한다. 확장기는 심실이 다시 수축할 때 끝나고 새로운 주기가 시작된다. 아래쪽의 같은 시간축에 나타난 심전도를 살펴보면 P(심방의 탈분극), QRS(심실의 탈분극), T(심실의 재분극)가 보이는데, 탈분극이 항상 심장의 기계적 수축보다 앞선다는 사실을 알 수 있다.

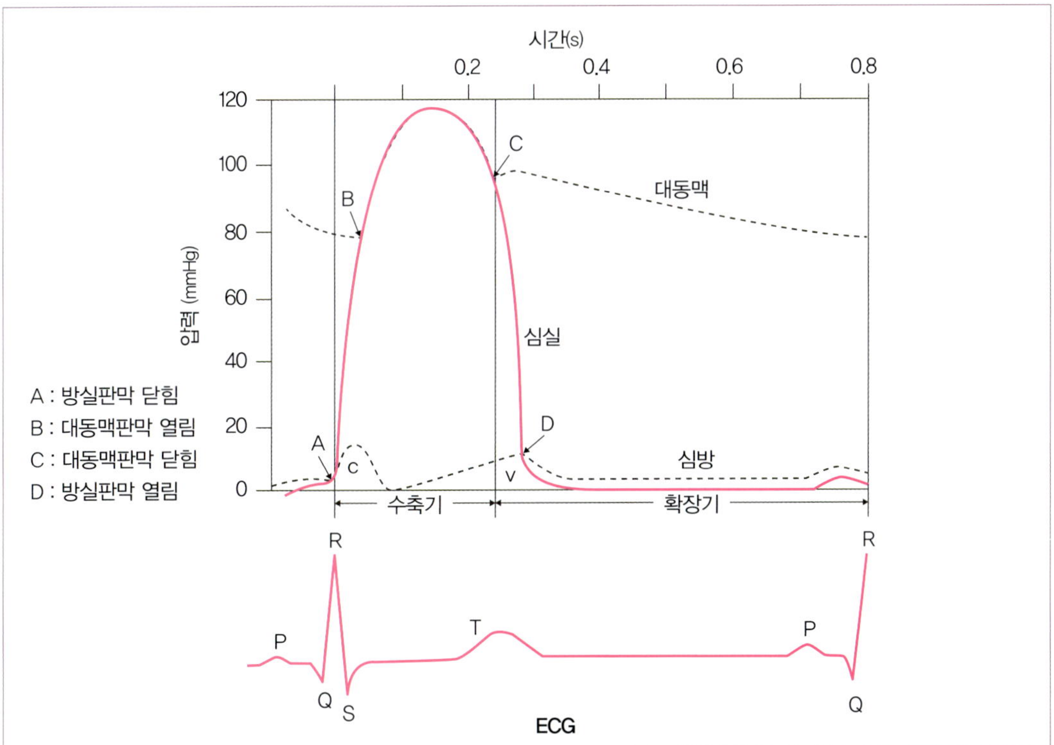

[그림 1-10] 심장주기와 심전도 파형의 관계

03 심장 단면의 활용 – 관상면, 가로면

심장은 입체적이므로 어느 한 단면만 관찰해서는 심장의 모양이나 심장에서 일어나는 전기적인 활동을 충분히 파악하기가 어렵다. 따라서 이를 극복하기 위한 방법으로 최소한 2개의 단면을 이용하여 심장의 좌우(left–right), 상하(superior–inferior), 전후(anterior–posterior) 관계를 잘 관찰하고 파악할 필요가 있고, 심전도 역시 심장의 전기적 활동을 더욱 효과적으로 잘 반영하고 기록하기 위하여 적어도 2개의 단면에서 관찰하고 기록할 필요가 있다. 이때 사용되는 2개의 단면이 바로 관상면(coronal plane)과 가로면(횡단면, transverse plane)이다. 이 두 단면은 심전도를 기록하기 위한 표준유도법에서도 그대로 적용된다.

> 절단면은 자른 방향과 위치에 따라 그 모양과 구조도 각각 다르다.
> 심장의 단면을 조합하여 전체 모양을 떠올릴 수 있어야 하고, 전체를 잘라서 단면의 모양도 떠올릴 수 있어야 한다. 이것이 입체적 구조인 심장을 더욱 잘 이해할 수 있는 효과적인 방법이다.

1 관상면(그림 1-11)

- 이마면(전두면, frontal plane)이라고도 한다.
- 인체를 앞뒤로 나누어 정면에서 보는 모습이다.
- 심장의 좌우 및 상하 관계를 보여준다.
- 심방은 심실 위쪽에 위치하고, 오른심방과 오른심실은 왼심방과 왼심실의 오른쪽에 위치함을 알 수 있다.
- 심전도에서 팔다리유도(사지유도, limb lead)에 적용된다.

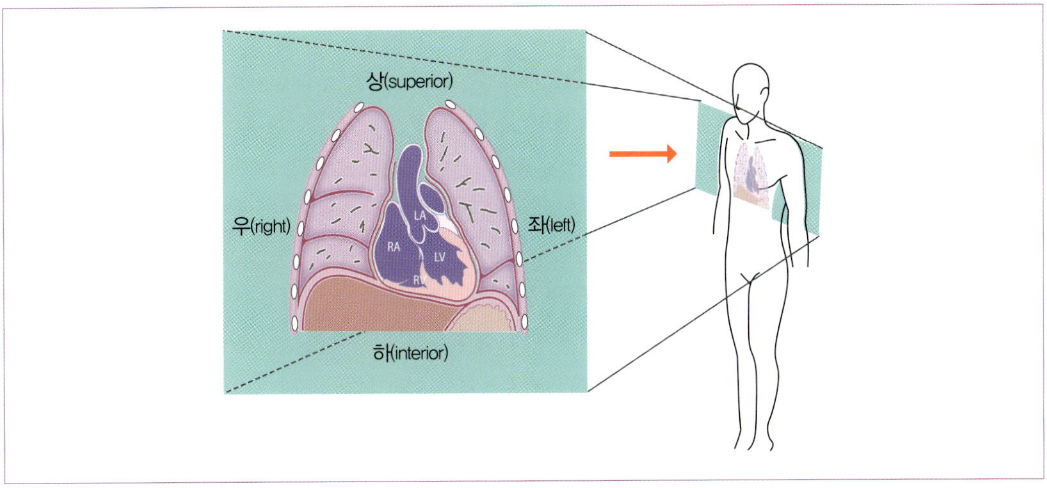

[그림 1-11] 관상면

2 가로면(횡단면, 그림 1-12)

- 수평면(horizontal plane)이라고도 한다.
- 인체를 위아래로 나누어 위에서 내려다보는 모습이다.
- 심장의 좌우 및 전후 관계를 보여준다.
- 가슴벽(흉벽) 앞쪽으로 오른쪽 심장이 위치하고, 왼쪽 심장은 뒤쪽 및 왼쪽에 위치함을 알 수 있다.
- 심전도에서 가슴유도(흉부유도, chest lead)에 적용된다.

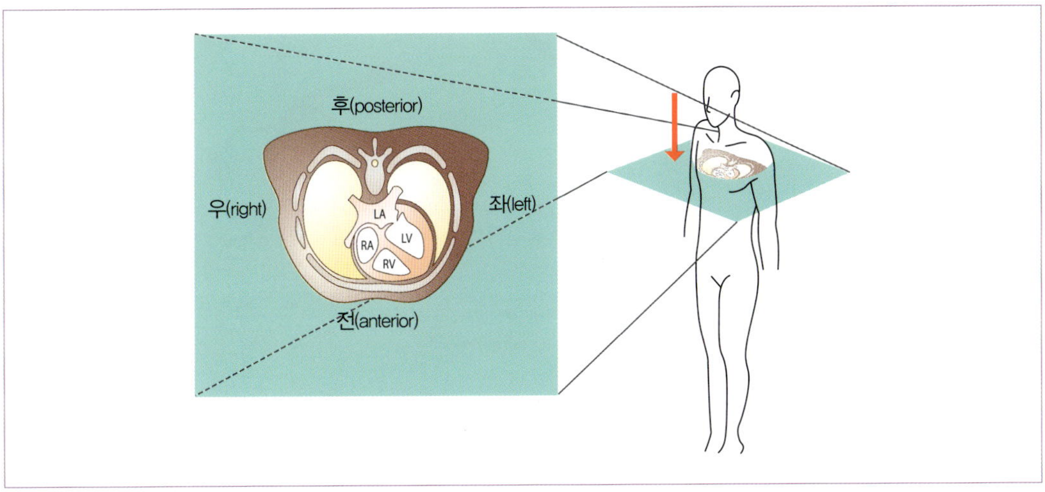

[그림 1-12] 가로면

04 심장의 자극전도계통

심장은 스스로 전기자극을 만들어(자동성, automaticity) 심장근육으로 전달하는 능력(전도성, conductivity)이 있는 특수한 자극전도계통(cardiac conduction system)을 가지고 있다(**그림 1-13**). 이를 통한 심장의 전기적인 활동이 평생 우리의 심장을 뛰게 하는 근원이 된다.

심장의 자극전도계통은 마치 잘 훈련된 오케스트라와 같다. 최고 지휘자의 신호에 따라 모든 단원들이 제 역할에 충실할 때 가장 아름답고 조화로운 음악을 들려줄 수 있는 것처럼, 심장도 최고 지휘자인 굴심방결절(동결절, sinus node)의 전기신호(electrical impulse)에 따라 하위 중추인 방실결절(atrioventricular node)과 심장근육세포들이 일사분란하게 반응(흥분, 회복, 전도)하면서 심장 전체를 조화롭고 규칙적으로 박동하게 함으로써 온몸에 매우 효과적으로 혈액을 공급할 수 있도록 해준다.

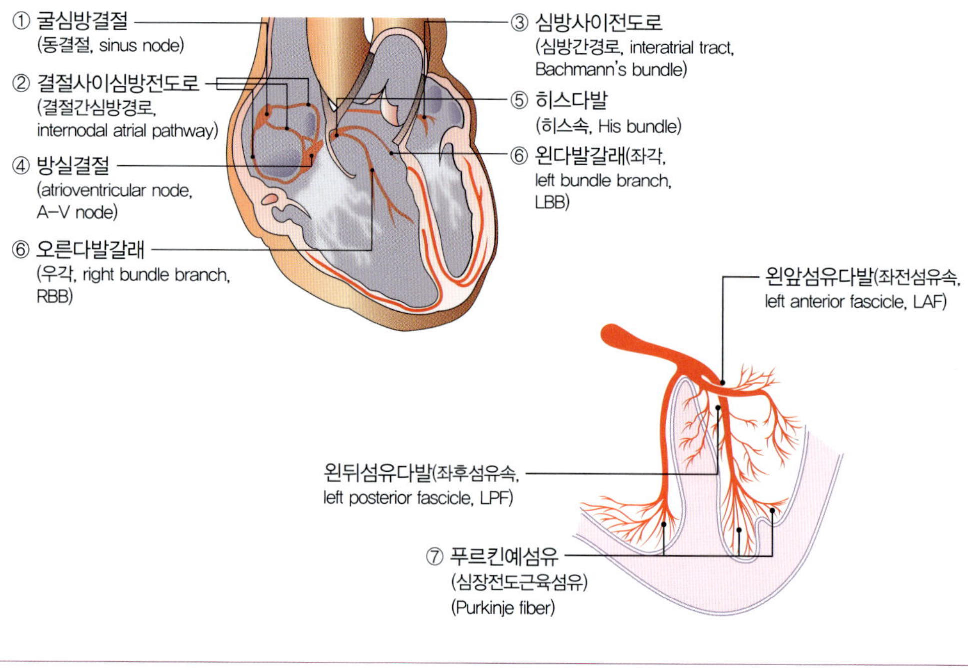

[그림 1-13] 심장의 자극전도계통

1 자극전도계통의 구성(그림 1-14)

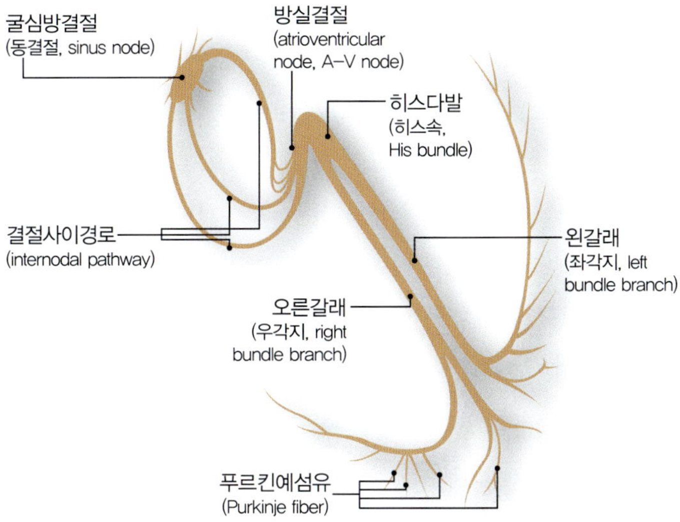

[그림 1-14] 자극전도계통의 구성

1) 굴심방결절(동결절, sinus node)

정상적인 심장에서 전기자극을 처음 만드는 곳으로, 심장의 율동(rhythm)을 지휘하는 박동조율기(pacemaker)이다. 위대정맥(상대정맥, superior vena cava)과 오른심방(우심방)이 만나는 곳인 오른쪽 앞에 위치하는데 이곳에는 특히 교감신경과 부교감신경이 풍부하게 분포하고 있어 상황에 따라 심장박동수(심박수, heart rate, HR)를 빠르거나 느리게 조절할 수 있는 기능을 가지고 있다. 정상 성인의 경우 약 60~100회/분으로 자극을 생성한다.

2) 결절사이심방전도로(결절간심방경로, internodal atrial pathway)

굴심방결절(동결절)에서 만든 전기자극을 방실결절(atrioventricular node, A-V node)로 전달하는 심방 내 전도로이다. 앞 · 중간 · 뒤 결절사이심방전도로로 구분되나 해부학적 존재는 확실치 않다.

3) 심방사이전도로(심방간경로, interatrial tract, Bachmann's bundle)

세 가닥의 결절사이심방전도로 가운데 왼심방(좌심방) 쪽으로 연결되어 있어서 굴심방결절(동결절)에서 생성된 전기자극을 왼심방(좌심방)으로 전달하는 경로이다.

4) 방실결절(atrioventricular node, A-V node)

심방사이막(심방중격, atrial septum) 아래쪽 오른심방(우심방)의 심장속막 아래(Koch triangle)에 위치한다. 자극전도계통 중 자극전도속도가 가장 느려서 심실에 혈액이 완전히 채워질 수 있도록 시간을 벌어주는 역할을 하고, 자극 빈도가 증가하면 불응기도 증가하여 너무 빠른 자극이 심실로 전달되는 것을 막아 심실이 너무 빨리 박동하지 않도록 보호하는 일종의 자극전달 통제소와 같은 중요한 역할을 담당한다. 방실결절 자체에는 전기자극을 형성할 수 있는 세포가 없지만 방실결절 주위 조직인 심방심실이음부(방실접합부, atrioventricular junction, AV junction)에는 전기자극 형성 세포가 있어서 약 40~60회/분으로 전기자극을 만든다. 굴심방결절(동결절)이 어떠한 이유로 제 기능을 수행하지 못할 경우, 굴심방결절(동결절)을 대신하여 박동조율기(pacemaker)로서의 역할을 담당하게 된다.

5) 히스다발(히스속, His bundle)

방실결절에 이어지는 두꺼운 전선과 같은 구조로, 대동맥판막, 삼첨판막, 승모판막을 유지하는 중심섬유체(central fibrous body)를 지나 심실사이막(심실중격)에 위치하며 좌우의 다발갈래(각, bundle branch)로 직접 나뉘어 이어진다. 위치상 판막질환이 있을 때 히스다발에도 쉽게 영향을 미쳐 방실차단(auriculoventricular block, AV block)이라는 부정맥이 자주 발생하게 된다.

6) 다발갈래(각, bundle branch)

오른다발갈래(우각, right bundle branch, RBB)는 심실사이막(심실중격)의 오른쪽 심장속막(심내막)을 지나며, 왼다발갈래(좌각, left bundle branch, LBB)는 심실사이막의 왼쪽 심장속막을 지나면서 왼앞섬유다발(좌전섬유속, left anterior fascicle, LAF)과 왼뒤섬유다발(좌후섬유속, left posterior fascicle, LPF)의 두 갈래로 갈라지는데, 왼앞섬유다발(LAF)은 왼심실과 심실사이막의 앞쪽과 위쪽으로 자극을 전달하고, 왼뒤섬유다발(LPF)은 왼심실과 심실사이막의 뒤쪽과 아래쪽으로 자극을 전달하여, 결과적으로는 왼심실의 근육 전체가 동시에 수축하도록 해서 박출량이 최대가 될 수 있게 해준다.

7) 푸르킨예섬유(심장전도근육섬유, Purkinje fiber)

양쪽 심실의 심장속막 아래에 얼기(그물망, plexus)를 형성하여 왼 · 오른심실의 심장속막을 뚫고 들어가 심실벽 안쪽 1/3의 심장근육세포에 분포한다. 가장 안쪽인 심장속막에서부터 바깥쪽의 심장바깥막을 향하여 수평방향으로 자극을 빠르게 전달하며, 자극전도계통 중 자극전도속도가 가장 빠르다.

2 자극전도계통의 심장박동 조율방법

심장은 자극 발생 빈도가 가장 빠른 하나가 나머지 자극 발생 빈도가 느린 것들의 자동성을 억제시켜서 전기자극을 형성하지 못하도록 하는데 이를 **초과박동억제성**(overdrive suppression)이라고 하며, 이 특성에 따라 자극 발생 빈도가 가장 빠른 굴심방결절(동결절)이 우위의 박동조율기(dominant pacemaker)가 되어 심장리듬 전체를 주도하면서 심장의 여러 부위에서 동시다발적으로 흥분이 일어나는 것을 막아주는 역할을 한다. 그 아래의 심방, 심방심실이음부(방실접합부), 심실은 잠재적 박동조율기(potential pacemaker)의 역할을 담당한다. 만일 어떠한 원인으로 굴심방결절이 전기자극을 제대로 만들지 못하거나 전기자극의 전달이 차단되는 병적 상태가 되면 다음으로 자극 발생 빈도가 빠른 심방 → 심방심실이음부 → 심실의 순서로 그 역할을 대신하여 심장이 쉬지 않고 박동할 수 있도록 비상박동조율체계를 마련해 두고 있다(**그림 1-15**).

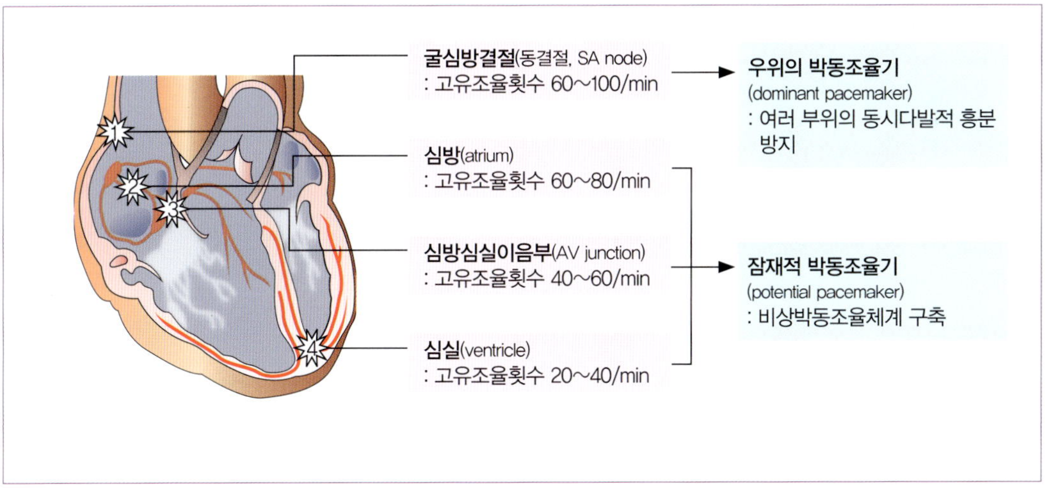

[그림 1-15] 심장박동 조율체계

3 자극전도의 순서와 속도(그림 1-16)

1) 자극전도의 순서

굴심방결절(동결절)에서 시작된 전기자극은 심방을 거쳐 방실결절로 전달된다. 방실결절은 전기자극의 전달을 잠깐 동안 지연시켰다가(약 100msec) 히스다발(히스속)을 통해 심실로 전달하는데, 이것은 심실로 혈액이 충분히 유입될 수 있도록 시간을 벌어주는 역할을 한다.

히스다발을 통과한 자극은 오른갈래(우각)와 왼갈래(좌각)를 통해 양쪽 심실의 심장속막(심내막)에 분포해 있는 푸르킨예섬유를 거쳐 심실근육 전체로 전달되는데 심장속막에서 심장근육층, 그리고 심장바깥막(심외막)의 순서로 전달되며, 자극전도계통이 있는 곳과 가장 멀리 떨어진 왼심실의 바닥(base)으로 가장 늦게 전기자극이 전달되기 때문에 가장 늦게 흥분(탈분극, depolarization)이 일어난다.

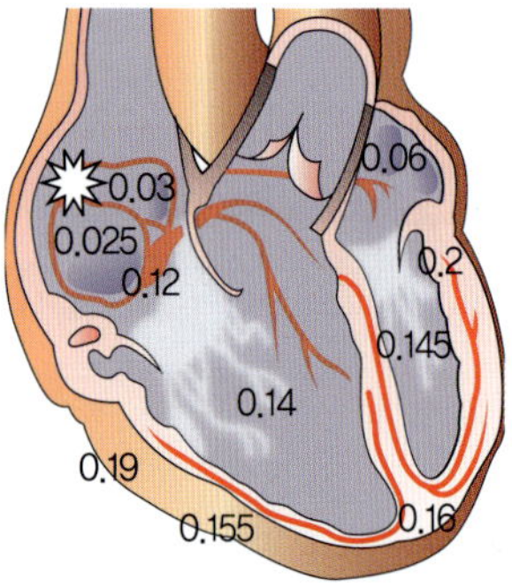

❶ 굴심방결절(동결절, sinus node)

↓

❷ 오른 · 왼심방(우 · 좌심방, right · left atrium) — 0.06~0.1sec (60~100msec)

↓

❸ 방실결절(atrioventricular node, AV node) — 0.12sec (120msec)

↓

❹ 히스다발(히스속, His bundle)

↓

❺ 왼 · 오른갈래(좌 · 우각, LBB · RBB)

↓

❻ 푸르킨예섬유(Purkinje fiber)

↓

❼ 오른 · 왼심실(우 · 좌심실, right · left ventricle) — 0.2sec (120msec)

[그림 1-16] 심장의 자극전도 순서와 소요시간

2) 자극전도의 속도

자극이 전도되는 속도는 심장조직에 따라 차이가 있는데 푸르킨예섬유가 4m/sec로 가장 빠르고, 방실결절이 0.05m/sec로 가장 느리다. 그 밖에 심방과 심실근육은 약 1m/sec이고,

히스다발은 0.8~1.2m/sec이다. 자극전도계통을 통해 전달되는 자극의 전도속도는 세포에서 세포를 통해 전달되는(cell to cell conduction) 속도보다 약 6배 정도 빠르다고 알려져 있다. 자극전도속도가 빠르다는 말은 자극을 전달하는 데 걸리는 시간이 그만큼 적게 걸린다는 것을 뜻하며, 이 자극전도에 걸리는 소요시간은 심전도에서 파형의 간격이나 폭(interval or duration)으로 표현된다. 따라서 정상적으로 자극전도계통을 통해 심실근육으로 자극이 전달되었다면 심전도에서 좁은 파형으로 기록되는 반면, 비정상적으로 전기자극이 심실근육에서 발생하여 세포에서 세포로 전달되었다면 심전도에서 넓은 파형으로 기록된다.

• ELECTROCARDIOGRAM •

제2장

심장의 전기적 특성

1. 심장세포의 탈분극과 재분극
2. 심장세포의 활동전위
3. 심전도 파형의 기록 원리와 약속

학습요약

- 심장세포는 자극을 만드는 세포와 전달하는 세포, 그리고 심장근육을 수축시키는 세포로 구성된다. 이들은 스스로 전기자극을 만들고 전달하며, 문턱값(역치) 강도 이상의 자극에 대해 반응(수축)하는 특성이 있다.
- 심장세포의 전기적 현상은 세포막 안팎의 이온농도 차이에 의해 발생되며, 여기서 특히 중요하게 관여하는 세 가지 이온은 나트륨이온(Na^+)과 칼륨이온(K^+), 칼슘이온(Ca^{++})이다.
- 안정하고 있던 심장세포에 전기적 자극이 오면 탈분극과 재분극의 과정을 거치면서 활동전위를 형성하게 되고, 서로 다른 두 지점 사이의 전위차를 신체 표면에서 기록한 것이 심전도이다.
- 심전도 파형은 탈분극의 진행방향과 유도(기록)전극의 위치에 따라 기준선을 중심으로 위로 볼록한 양성(상향, +)파 혹은 아래로 오목한 음성(하향, −)파로 방향성을 가지고 기록되며, 가슴벽(흉벽)의 두께나 심장과 전극 간의 거리 등에 따라 파형의 크기가 영향을 받는다.

01 심장세포의 탈분극과 재분극

심장을 구성하는 최소 단위인 심장세포(cardiocyte)는 전기자극에 대해 흥분(탈분극, depolarization)과 회복(재분극, repolarization)의 과정을 반복하게 되고, 이 과정에서 세포 주변으로 전기장이 만들어지며 전류의 흐름을 형성하게 된다. 이 전류가 흐르는 방향과 기록전극의 위치에 따라 서로 다른 형태의 파형을 만들게 되는데, 이 원칙을 이해하고 기억하는 것은 심전도 해석에 있어 매우 중요한 기본이 된다.

심장세포의 전기적 활동과 관련하여 특히 기억해야 할 세 가지 이온은 Na^+(나트륨, sodium)과 K^+(칼륨, potassium), Ca^{++}(칼슘, calcium)인데, 안정을 유지하고 있는 심장세포에 전기자극이 형성되면 이들 이온의 세포막 투과성에 변화가 생기면서 활동전위를 형성하게 된다.

1 분극이란?

분극(polarization)이란 심장세포가 안정(휴식)을 유지하고 있는 상태를 말한다(**그림 2-1**).

세포막 안쪽은 바깥쪽보다 K^+이 더 짙은 농도로 분포하고, 세포막 바깥쪽은 안쪽보다 Na^+과 Ca^{++}이 더 짙은 농도로 분포하고 있어(**표 2-1**) 이들 이온의 농도차에 의해 세포막 안쪽은 바깥쪽보다 음(–) 전하를 띠게 되는데 이것을 분극이라고 하며, 이때 측정된 전위를 **안정막 전위**(resting membrane potential, RMP)라고 한다(−80~−90mV).

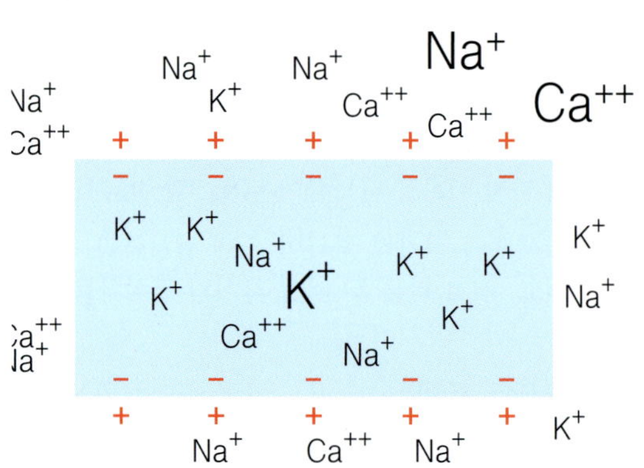

[그림 2-1] **안정(휴식)을 유지하고 있는 심장세포**

[표 2-1] 세포 안쪽과 바깥쪽의 이온농도

(단위 : mmol/L)

원소	이온	세포 바깥쪽	세포 안쪽	비율
나트륨	Na^+	135~145	10	14 : 1
칼륨	K^+	3.5~5.0	155	1 : 30
염소	Cl^-	95~110	10~20	4 : 1
칼슘	Ca^{++}	2	10^{-4}	2×10^4 : 1

2 탈분극이란?

탈분극(depolarization)이란 전기자극에 대해 심장세포가 반응(흥분)하는 것을 말한다(**그림 2-2**).

안정을 유지하고 있는 심장세포에 전기자극이 가해지면 세포막의 투과성에 변화가 생기면서 세포막 바깥쪽의 Na^+이 세포막 안쪽으로 빠르게 밀려들어오기 시작하고, 뒤를 이어 Ca^{++}도 서서히 세포막 안쪽으로 유입되면서 세포막 안쪽이 바깥쪽과 비교하여 양(+) 전하를 띄는 상태로 바뀐다.

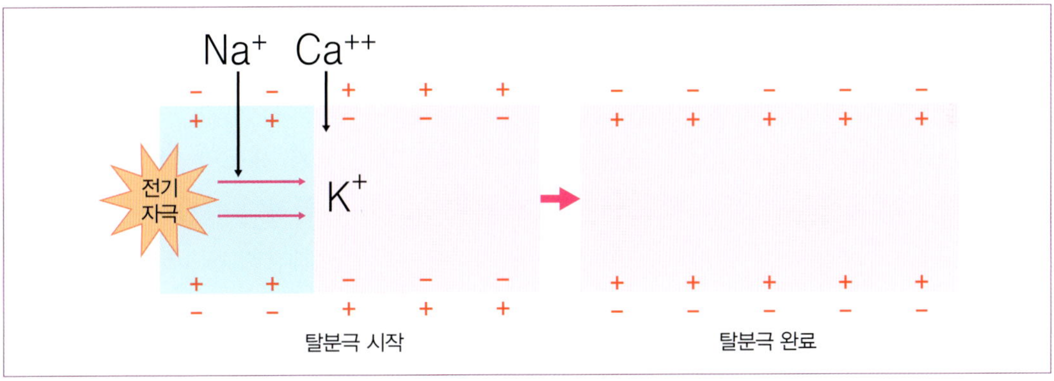

[그림 2-2] 심장세포의 탈분극

3 재분극이란?

재분극(repolarization)이란 탈분극(흥분)이 완료된 심장세포가 다시 원래의 안정(분극) 상태로 되돌아가는 것(회복)을 말한다(**그림 2-3**).

이번에는 K^+의 세포막 투과성이 변화되어 세포막 안쪽의 K^+이 세포막 바깥쪽으로 유출되면서 세포막 안쪽은 세포막 바깥쪽보다 음(−) 전하의 상태로 바뀐다.

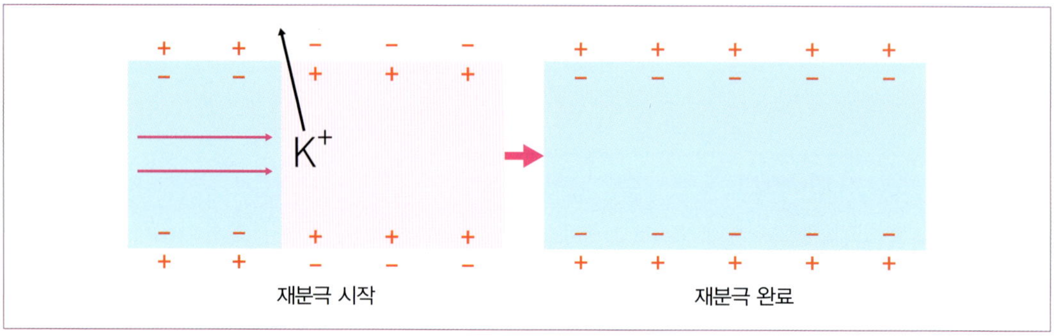

[그림 2-3] **심장세포의 재분극**

02 심장세포의 활동전위

1 심근세포의 활동전위곡선

심근세포에 전기자극이 닿으면 세포막 투과성에 변화가 생겨 세포막 밖의 Na^+이 세포막 안쪽으로 다량 유입되고 세포막 안의 전기적 양성도가 급격히 증가하면서 탈분극(depolarization)이 시작되고, 이어서 0mV를 넘는 지나치기전위(초과전위, overshoot potential)가 발생한다. 이후 흥분이 가라앉으면 다시 안정상태로 회복되는 재분극(reploarization) 과정을 거치게 된다. 이러한 세포 내 전위변화를 **활동전위**(action potential)라 하고, 이것을 곡선으로 나타낸 것을 **활동전위곡선**(action potential curve)이라고 한다.

활동전위곡선은 0기, 1기, 2기, 3기, 4기로 분류되는데, 0기는 탈분극기에 해당하고, 1~3기는 재분극기, 4기는 안정막전위를 유지하는 안정기에 해당한다. 0기(탈분극기)의 상승은 일순간에 급격히 일어나는 반면 1~3기(재분극기)는 서서히 완만하게 진행되며, 0기(탈분극기)의 상승속도는 전도속도와 밀접한 관련이 있다(**그림 2-4**).

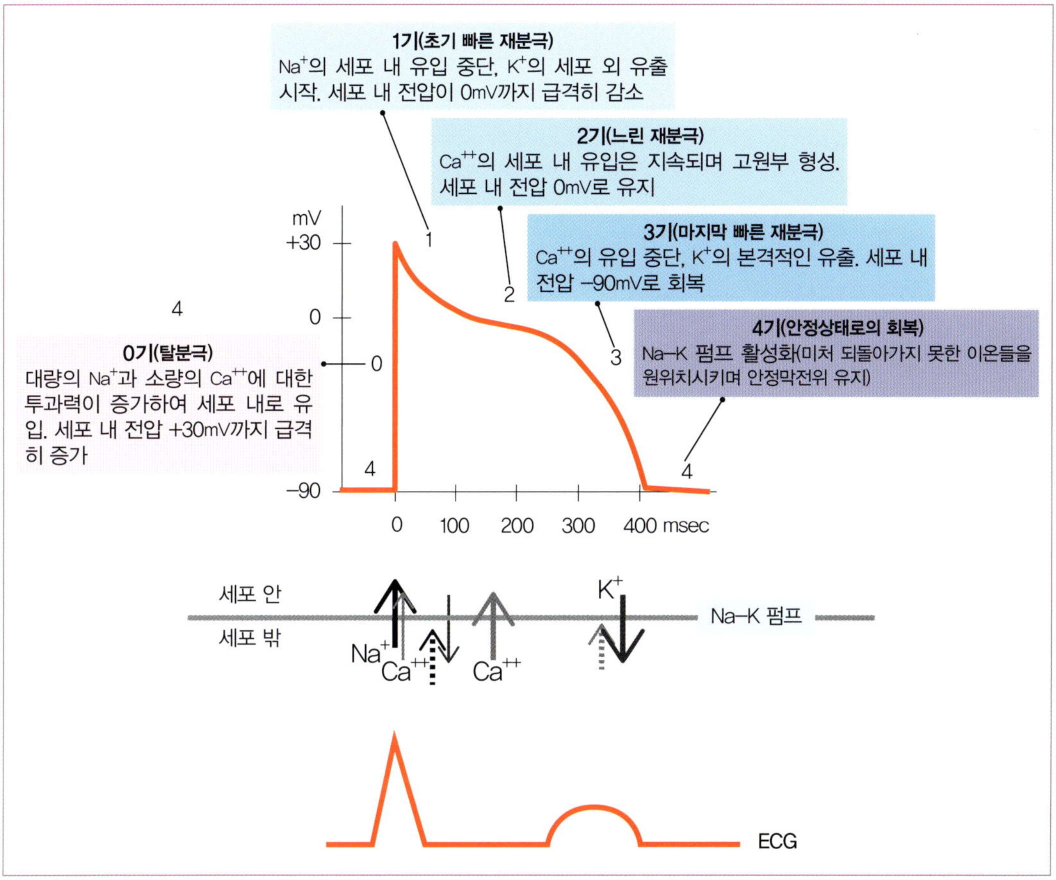

[그림 2-4] 심근세포의 활동전위곡선과 심전도

● 0기(phase 0)

탈분극기로 Na^+와 Ca^{++}의 세포 내 투과력이 갑자기 강해져 세포 내 전압이 20~30mV로 급격히 증가하는 시기이다.

● 1기(phase 1)

Na^+ 통로(fast sodium channel)가 폐쇄되면서 세포 내 유입은 차단되고, K^+ 통로가 열리면서 세포 밖으로 유출이 시작된다. 이로 인해 세포 안의 양전하가 줄어들며 전압이 0mV로 떨어진다. 초기의 빠른 재분극기이다.

- **2기(phase 2)**

세포 안으로 유입되는 양이온과 세포 밖으로 유출되는 양이온이 균형을 이루는 시기로 세포 내 전압이 더 떨어지지 않고 0mV를 유지하며 고원부(고평부, plateau)를 형성한다. 느린 재분극기이다.

- **3기(phase 3)**

Ca^{++} 통로가 닫히면서 세포 내 유입이 차단되고 K^{+}의 유출은 증가함으로써 세포 내 전압이 처음의 안정상태인 −90mV로 회복되는 시기이다. 빠른 재분극기이다.

- **4기(phase 4)**

세포막의 Na−K 펌프(pump)가 작용하여 세포 내로부터 Na^{+}은 유출시키고, K^{+}은 유입시켜서 안정막전위를 유지하는 안정기이다.
심전도에서 0기 전위에 의해 P파나 QRS군이 발생하며, 2기 전위에 의해 ST분절, 3기 전위에 의해 T파가 발생한다.

2 심근세포의 활동전위와 불응기

심근세포는 흥분(탈분극)해 있는 동안에는 또 다른 자극이 오더라도 그 자극에 대해 반응(흥분)하지 않는 기간을 갖는데, 이를 **불응기**(refractory period)라고 한다. 불응기는 절대불응기(absolute refractory period, ARP)와 상대불응기(relative refractory period, RRP)로 나뉘는데, 절대불응기는 심근세포가 아무리 강한 자극이 가해져도 그 자극에 대해 반응(흥분)하지 않는 기간으로 대개 심전도 T파의 정점(활동전위곡선 0기의 초반부~3기 중반부)에 해당하며, 심전도의 QRS군에 속한다.

이후 강한 자극에 대해 반응(흥분)하는 상대불응기로 이어지는데 심전도 T파의 정점에서부터 끝까지(활동전위곡선 3기의 후반부)에 해당한다. 절대불응기와 상대불응기 사이에는 취약기(수공기, vulnerable period, VP)가 있고, 심전도 T파의 정점보다 약 30msec 앞쪽에 위치한다. 상대불응기 이후 약 30msec 정도까지는 문턱값전위(역치전위, threshold potential)보다 약한 자극에도 쉽게 탈분극(흥분)될 수 있는 보통이상기(과상기, supernormal period)로 T파의 거의 끝부분에 해당한다(**그림 2-5**).

흥분의 소실 순서 : 절대불응기 → 취약기(수공기) → 상대불응기 → 보통이상기(과상기)

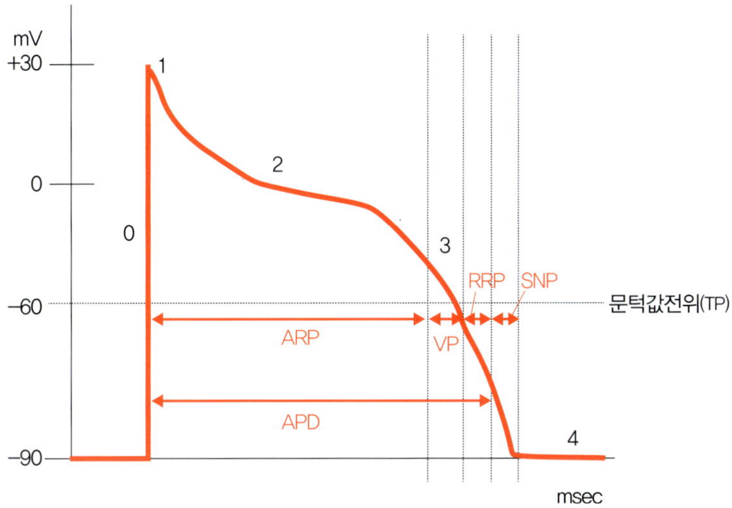

APD(활동전위기, duration of action potential), ARP(절대불응기, absolute refractory period), RRP(상대불응기, relative refractory period), VP(취약기, vulnerable period), SNP(보통이상기, supernormal period) TP(문턱값전위, threshold potential)

[그림 2–5] 심근세포의 활동전위와 불응기

3 심장세포의 활동전위곡선과 특징

모든 세포의 전기자극형성이나 전도는 세포막 안팎의 이온농도 차이에 의해 이루어지지만, 세포 고유의 전기적 특성과 신경호르몬 상태에 따라 세포마다 그 기능이 다르다. 이 때문에 심장세포의 종류에 따라 활동전위의 모양과 기간 및 빈도가 다른데, 활동전위 빈도는 굴심방결절(동방결절, sinoatrial node, SA node)이 가장 빠르고 활동전위 기간이 가장 긴 것은 푸르킨예섬유(Purkinje fiber)이다(**그림 2–6**).

① 굴심방결절(SA node)과 방실결절(AV node)은 안정막전위가 −60~−70mV로 심근조직에 비해 높으며, 탈분극은 서서히 진행하여 완만한 곡선을 그린다. 재분극은 1, 2, 3기를 구분할 수 없는 둥근 곡선으로 나타나며, 4기의 뚜렷한 자연탈분극으로 정상 심장의 박동조율기(pacemaker)로서 작용한다. 그러나 굴심방결절(SA node)의 활동전위곡선은 체표면 심전도에 기록될 만큼 충분한 전위를 발생시키지는 못한다.

② 히스다발(히스속, His bundle)과 푸르킨예섬유(Purkinje fiber)의 활동전위곡선은 심근조직과 비슷하고 4기의 자연탈분극 특성도 가지고 있다. 푸르킨예섬유는 2기와 3기가 길어 활동전위기간이 다른 부위보다 길며, 심전도의 U파를 발생시킨다고 알려져 있다.

③ 심방과 심실근육세포는 4기의 자연탈분극 특성이 없으며, 이 둘은 활동전위곡선의 모양이 비슷하지만 심방근육세포의 2기가 짧아 심실근육세포보다 활동전위기간이 짧다.

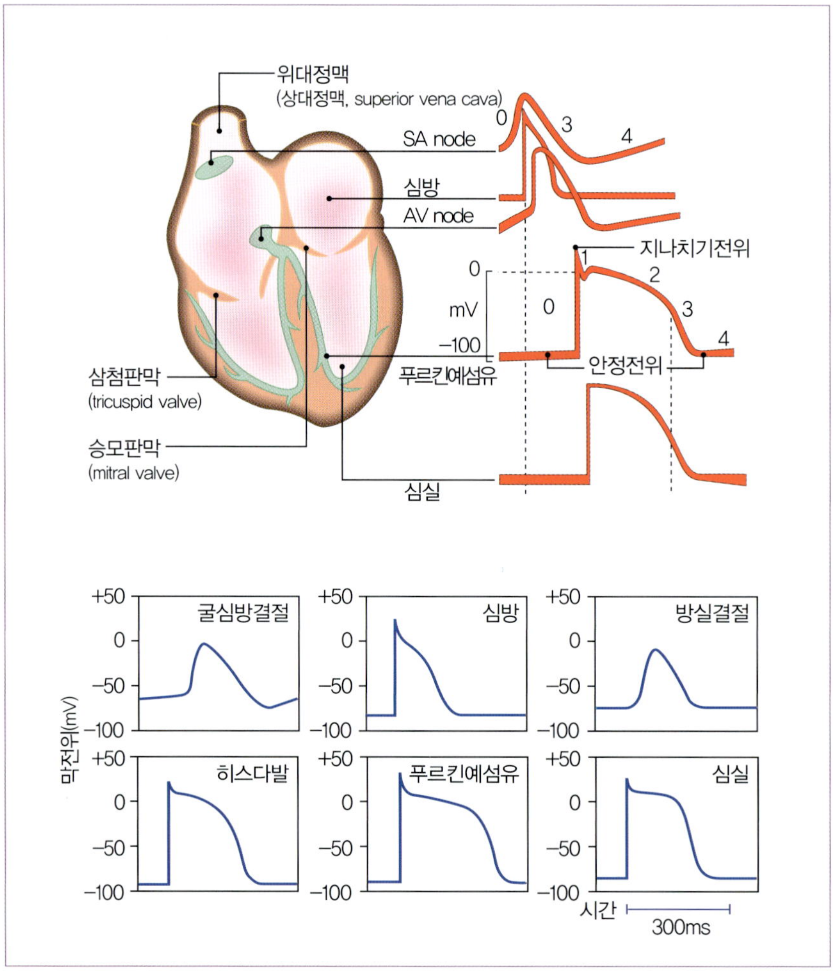

[그림 2-6] 심장세포의 활동전위곡선

4 심실근육의 활동전위 특성

심장속막(심내막, endocardium)의 활동전위 기간은 심장바깥막보다 길고 먼저 시작하지만, 더 나중에 끝난다. 심장바깥막(심외막, epicardium)의 활동전위 기간은 심장속막보다 짧고 나중에 시작하지만, 더 먼저 끝난다. 이러한 활동전위의 특성 때문에 심실근육의 탈분극(depolarization)은 심장속막 → 심장바깥막을 향해 진행되는 반면, 재분극(repolarization)은 심장바깥막 → 심장속막을 향해 반대로 진행된다(**그림 2-7**).

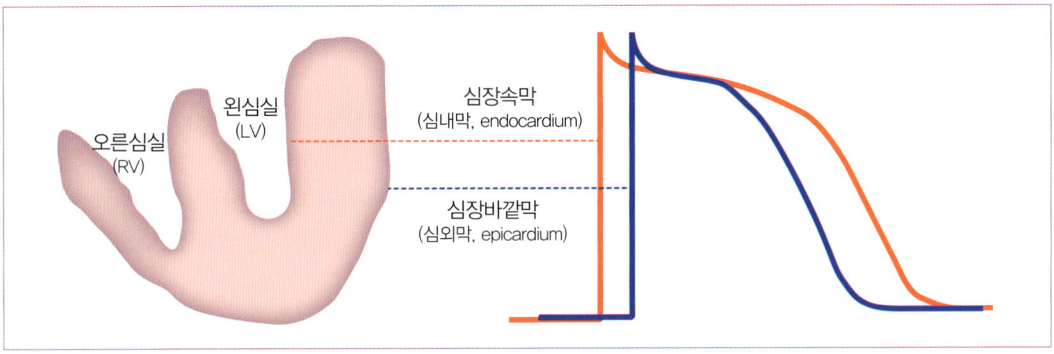

[그림 2-7] **심실근육의 활동전위 특성**

> 이것은 심전도에서 심실의 탈분극파인 QRS군과 심실의 재분극파인 T파가 왜 같은 방향성을 띠게 되는지를 설명해 준다.

03 심전도 파형의 기록 원리와 약속

심전도 파형은 바탕선(기준선, baseline)을 중심으로 위쪽이나 아래쪽으로 변화하는데, 이것을 **파형의 편향**(wave deflection)이라고 한다. 위쪽으로 올라가면 양성편향(positive deflection) 또는 양성파(상향파, positive wave), 아래쪽으로 내려가면 음성편향(negative deflection) 또는 음성파(하향파, negative wave)라고 한다(**그림 2-8**).

> 심전도 파형이 어떻게 만들어지고 기록되는지를 이해하는 것은 심전도를 해석하는 데 꼭 필요한 전제조건이 된다. 심전도는 각 유도마다 다양하게 표현되는 파형의 형태를 보고 심장 내의 전기적 현상을 유추하여 심장상태를 예측해 보는 검사이기 때문이다. 생성원리를 잘 이해하고 있으면 앞으로 만나게 될 수많은 심전도 사례에 대해 암기에 의존하지 않고 훨씬 수월하게 배워 나갈 수 있다.

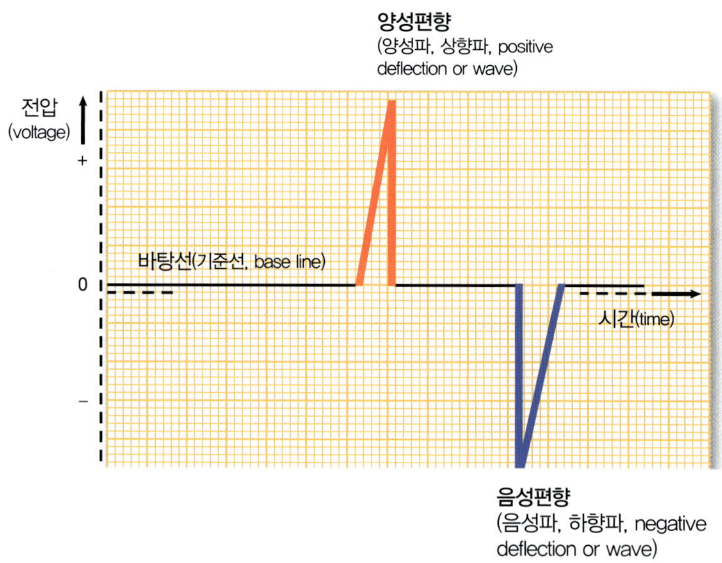

[그림 2-8] **심전도의 파형**

활동전위와 심전도의 기록방식

- **활동전위**(action potential) : 세포 내 기록(intracellular recording)으로, 기준전극(−)을 세포 바깥에, 기록전극(+)을 세포 안쪽에 두고 세포 속에서 일어나는 막전위의 변화를 기록하는 것이다. 세포막 안팎의 전위차를 그대로 기록할 수 있으며 약 100mV 내외의 큰 전위차가 기록된다.
- **심전도**(electrocardiogram) : 세포 외 기록(extracelluar recording)으로, 기준전극(−)과 기록전극(+)을 모두 세포 바깥에 두고 두 지점 간의 전위차를 기록하는 것이다. 세포에 직접 전극을 꽂아서 기록하는 것이 아니기 때문에 세포막 안팎의 전위차를 제대로 반영하지 못하므로 1mV 내외의 매우 작은 전위차가 기록된다.

1 활동전위가 심전도파형으로 기록되는 원리

1) 탈분극파의 형성

탈분극파가 형성되는 흐름은 **그림 2–9**와 같다.

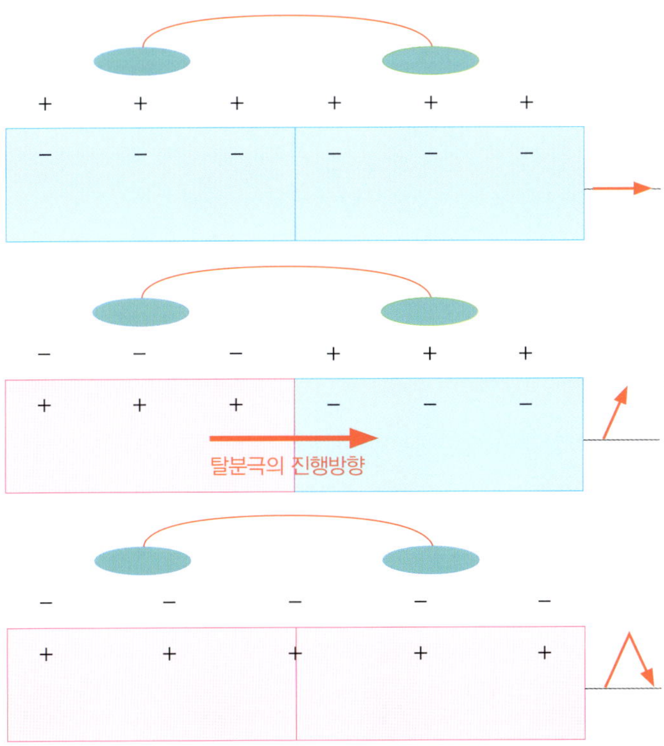

① 안정을 유지하고 있는 두 심근세포의 바깥은 모두 양성(+) 전위로 두 지점 간에는 전위차가 없으므로 심전도는 바탕선 위에 일직선(등전위선)으로 그려진다.

② 탈분극된 심근세포와 아직 탈분극되지 않은 심근세포가 인접해 있을 때 두 지점 간에는 양성(+) 전위차가 존재하므로 파형은 위쪽으로 그려진다.

③ 나머지 심근세포도 탈분극이 완료되면 두 지점 간의 전위차가 없어지고 세포 밖이 모두 음전하 상태가 되므로 파형은 다시 바탕선으로 내려온다.

[그림 2–9] **탈분극파의 형성**

2) 재분극파의 형성

재분극파가 형성되는 흐름은 **그림 2-10**과 같다.

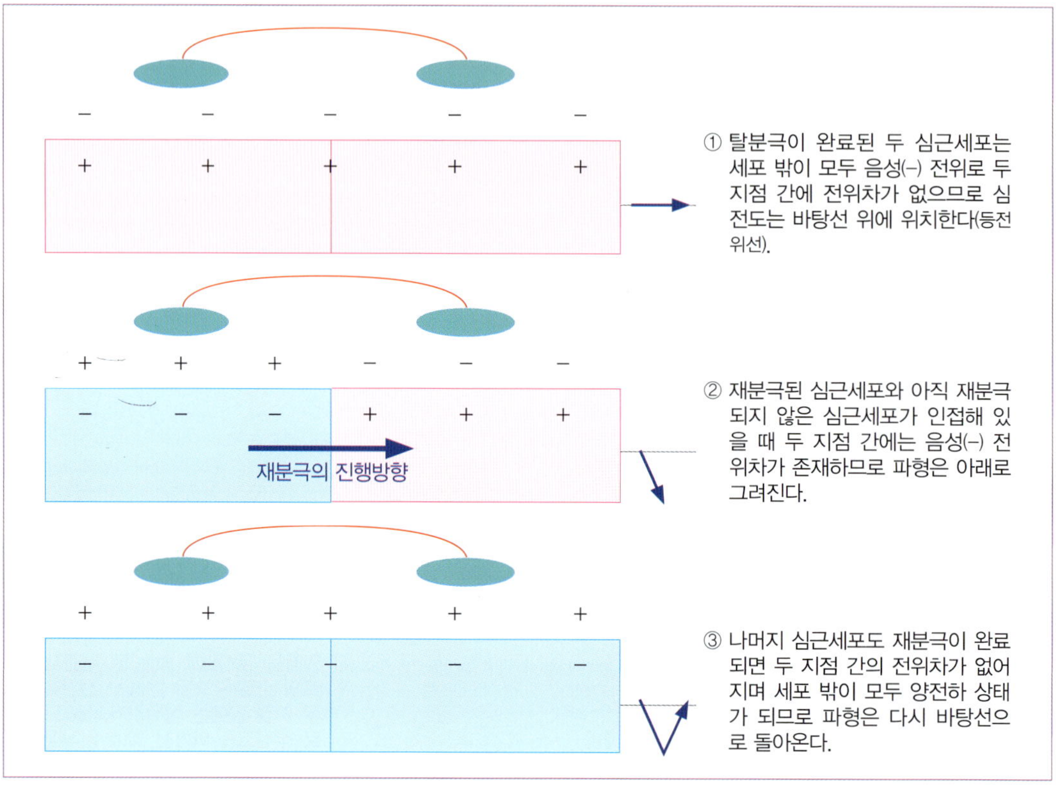

[그림 2-10] **재분극파의 형성**

2 전극위치(유도)와 심전도 파형의 관계

그림 2-11과 같이 기록전극을 향하여 탈분극(심근세포의 전기적 흥분)이 진행되면 양성(상향)파가 그려지고(①), 기록전극으로부터 탈분극이 멀어지면 음성(하향)파가 그려진다(②). 또 탈분극의 진행과 기록전극의 위치가 직각(수직)인 경우에는 이상성(biphasic)의 가장 작은 파형이나 일직선에 가까운 편평한 파형이 그려지는데(③), 이것은 심전도를 읽고 해석하는 데 있어서 매우 기본이 되는 중요한 원칙(약속)이므로 꼭 기억해 두어야 한다.

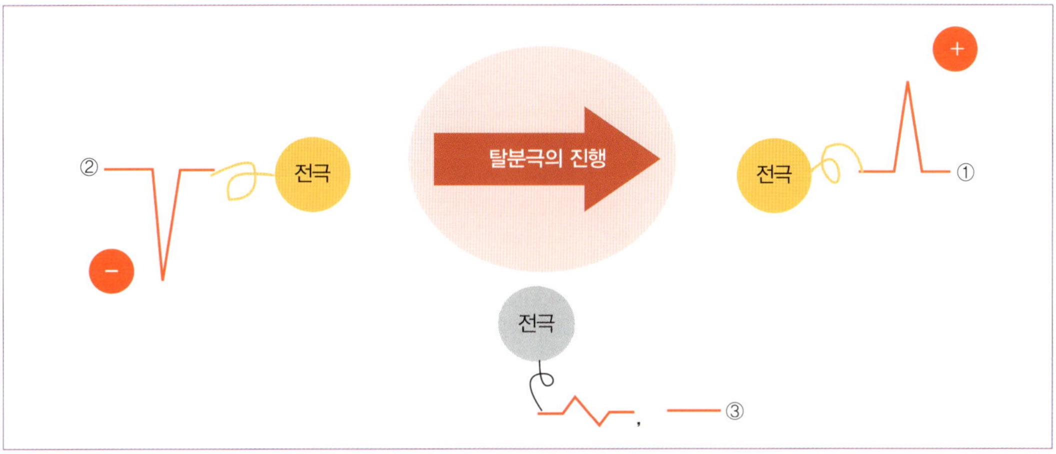

[그림 2-11] 기록전극위치에 따른 탈분극(흥분)파의 생성

한편, 재분극파는 **그림 2-12**와 같이 탈분극파의 생성과는 반대의 양상을 나타내는데, 기록전극을 향해 재분극이 다가올 때는 음성(하향)파(①), 기록전극으로부터 재분극이 멀어질 때는 양성(상향)파가 그려진다(②). 심근세포의 재분극(회복)은 탈분극(흥분)에 비해 오랜 시간을 두고 서서히 진행되기 때문에 심전도에서 재분극파는 탈분극파보다 더 넓고 완만한 파형으로 기록된다.

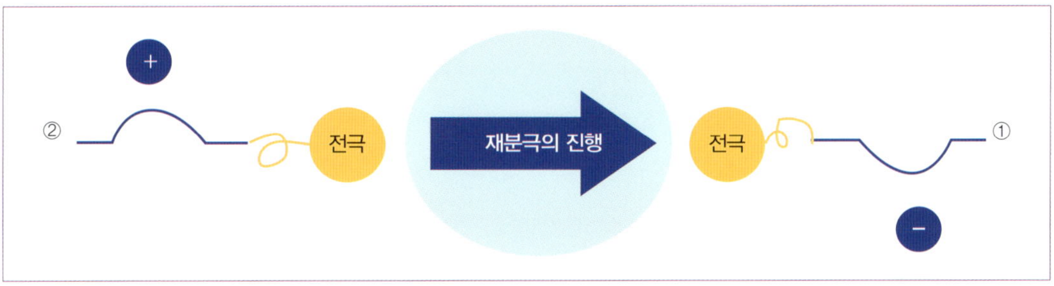

[그림 2-12] 기록전극위치에 따른 재분극(회복)파의 생성

3 가슴벽과 심전도 파형의 관계

가슴벽(흉벽, chest wall)의 두께는 심전도 파형의 크기(높이, 전압, 진폭)에 영향을 준다. 즉, 모든 조건이 같은 상태에서 심전도를 기록한다고 할 때, 가슴벽이 두꺼운 사람은 얇은 사람보다 파형의 크기가 작게 기록된다. 또 심장과 기록전극과의 거리, 심장막액(심막액, pericardial fluid)의 차이 등도 이와 같이 파형의 크기에 영향을 줄 수 있다(**그림 2-13**).

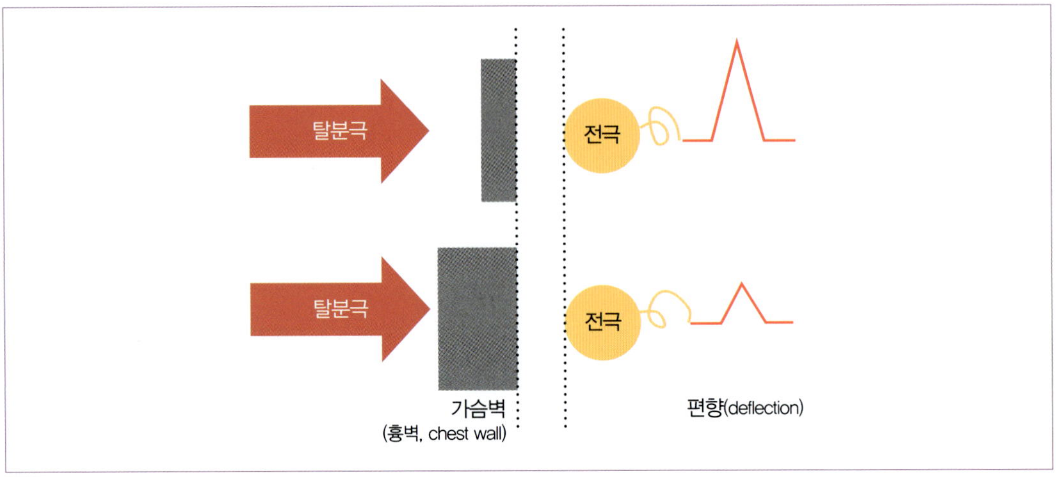

[그림 2-13] 가슴벽과 심전도 파형의 관계

• ELECTROCARDIOGRAM •

제3장

심전도 유도와 기록

1. 심전도 기록을 위한 표준12유도법
2. 심전도 유도의 활용과 이해
3. 기록지와 표준기록조건의 이해

학습요약

- 심전도 유도는 시시각각 변하는 심장의 전기적인 활동전위를 신체 표면으로 이끌어내는 방법으로, 심장 내의 전기적 흐름을 관찰하고 기록하기 위한 전극의 위치라고 이해하면 된다. 6개의 팔다리유도(표준팔다리유도 3개, 증폭홑극팔다리유도 3개)와 6개의 가슴유도를 합한 12유도를 표준적으로 사용한다.
- 표준기록조건은 25mm/sec, 10mm/mV이다.
- 기록지는 가장 작은 눈금의 가로, 세로가 1mm 간격의 선으로 이루어진 모눈종이로, 가로 1칸(1mm)은 0.04초를 의미하고, 세로 1칸(1mm)은 0.1mV를 의미한다.

01 심전도 기록을 위한 표준12유도법

심전도에서 유도(lead)는 심장의 전기적인 흐름(electrical force)을 관찰하고 기록하기 위한 전극의 위치라고 이해하면 된다. 예를 들어, 어떤 사물을 촬영한다고 할 때 몇 대의 카메라를 각각 어느 방향에 위치시키느냐에 따라 사물의 서로 다른 단면들을 동시에 찍을 수 있는 것과 같은 이치이다. 심장의 해부학적 구조에서 강조했던 것처럼 심장이 3차원의 입체적 구조임을 감안할 때 심장의 전기적 활동은 어느 방향으로든지 진행할 수 있고, 그러한 심장의 전기적 활동들을 더 잘 관찰하고 이해하려면 가급적 많은 각도에서 관찰하고 기록할수록 유리하겠지만, 적어도 좌–우를 기본으로 하여 상–하, 전–후의 관계를 파악할 수 있도록 적어도 두 단면(관상면과 가로면)에서의 관찰과 기록이 필요하다.

표준12유도법은 어느 유도 하나만으로는 심장의 전기적 활동을 정확히 관찰할 수 없는 시각적 한계를 보완하기 위하여 360° 방향에 일정한 시각 차이를 가진 유도를 수직면 상에 6개, 수평면 상에 6개를 두고 이렇게 정한 각각 다른 12개의 방향에서 심장의 전기적 활동을 관찰하고 기록하는 방법이다(**그림 3–1**).

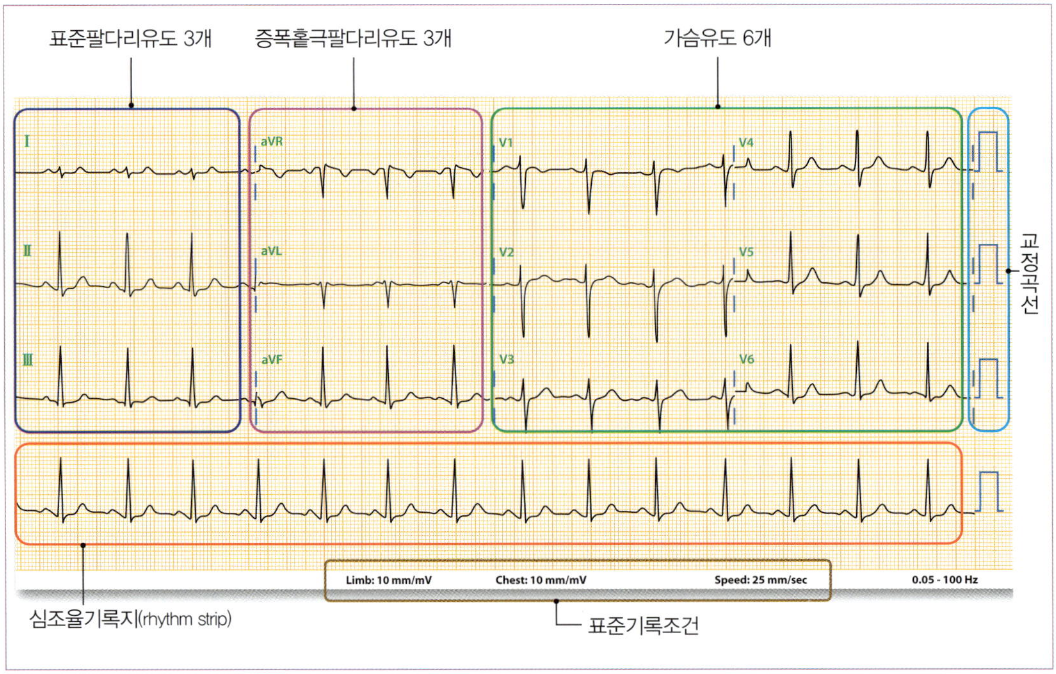

[그림 3–1] 표준12유도법의 구성

유도하는 방식에 따라서는 두극유도(쌍극유도, bipolar lead)와 홑극유도(단극유도, monopolar lead)로 기록한다.

① **두극유도**(쌍극유도, bipolar lead)

서로 다른 두 지점 간의 전위차를 기록하는 것으로, 기록(+) 전극과 기준(−) 전극이 존재한다. 두 지점 가운데 양(+) 전극이 관찰자(기록자)의 시각이 되며 표준12유도에서 I, II, III유도만 두극유도에 해당한다.

② **홑극유도**(단극유도, monopolar lead)

전극을 부착시킨 지점의 전위를 기록하는 것으로, 기록(+) 전극과 가상의 기준(−) 전극이 존재한다. 전극을 부착시킨 지점이 양(+) 전극으로 관찰자(기록자)의 시각이 되며, 가상의 기준(−) 전극은 전극을 부착시킨 곳을 제외한 나머지 두 지점을 합친 것이 된다.

심장의 전기적인 활동은 크기와 방향을 가지고 있어 **벡터**(vector)라고 표현하기도 하는데, 이 전기적 활동의 진행방향을 심전도에서 **전기축**(electrical axis)이라고 한다. 심전도에서는 전기적 활동의 진행방향(즉, 전기축)과 일직선상에 놓인 유도에서 가장 큰 파형이 기록되는 특징이 있으므로, 어느 유도에서 가장 큰 파형이 기록되었는지를 찾으면 심장의 전기축을 쉽게 예측할 수 있다. 이처럼 표준12유도법은 심장의 전기적 활동을 한눈에 쉽게 파악할 수 있도록 하기 위한 기록체계이다.

1 표준12유도심전도의 구성

1) 표준팔다리유도(표준사지유도, standard limb lead, 그림 3-2)

아인트호벤(William Einthoven) 유도라고도 하며 최초로 고안된, 가장 기본적인 심전도 기록 방식이다(표준유도). 서로 다른 두 지점(팔, 다리)에 부착한 전극 간의 전위차를 기록하는 방식으로 두극유도(쌍극유도, bipolar lead)이다.

관상면(전두면, coronal plane)에서의 전기적 활동을 측정한다.

- I 유도 : 오른팔에 음전극, 왼팔에 양전극을 설치하여 기록한다. 오른팔과 왼팔의 전위차. RA → LA
- II 유도 : 오른팔에 음전극, 왼발에 양전극을 설치하여 기록한다. 오른팔과 왼발의 전위차. RA → LL

- Ⅲ 유도: 왼팔에 음전극, 왼발에 양전극을 설치하여 기록한다. 왼팔과 왼발의 전위차.
  LA → LL
  ※ 접지용 : 오른발(RL)

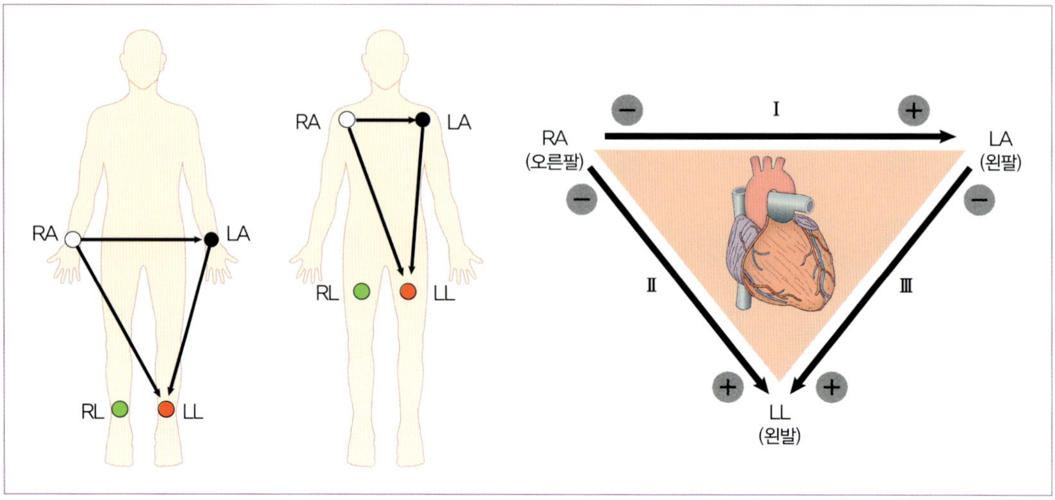

[그림 3-2] **표준팔다리유도**

표준팔다리유도의 전극 부착점 RA, LA, LL을 연결하면 심장이 중심에 위치하는 가상의 삼각형이 만들어지는데 이것을 **아인트호벤의 삼각형**(Einthoven's triangle)이라고 한다(**그림 3-3**).

이때 II 유도에서 기록되는 파형의 크기는 I 유도와 III 유도의 파형 크기를 합한 것과 같으며(II = I + III), 이것을 **아인트호벤의 법칙**(Einthoven's law)이라고 한다.

이처럼 II 유도가 다른 유도에 비해 P, QRS, T파 등이 상대적으로 크고 뚜렷하게 기록되는 이유는 심장 전력의 평균 벡터(vector) 방향과 거의 일치하기 때문이다. 그래서 각종 수술이나 중환자실 등에서 환자감시용(모니터링용) 유도로 가장 많이 이용되는 유도이기도 하다.

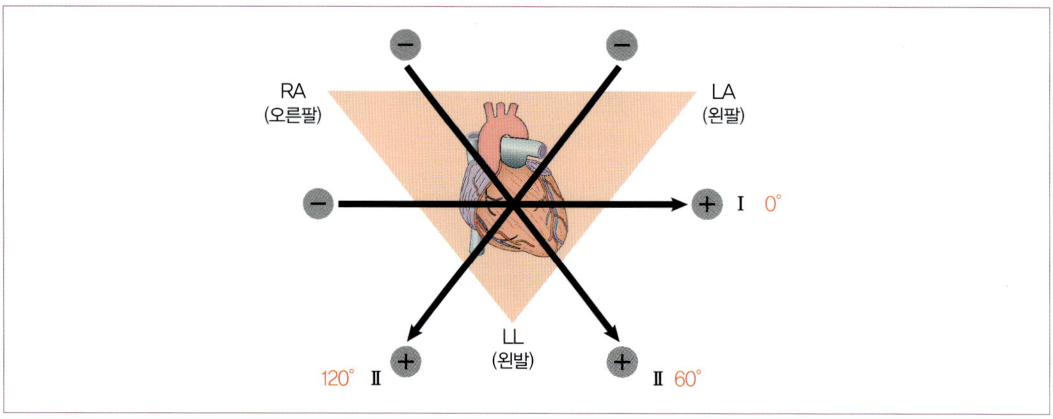

[그림 3-3] **아인트호벤의 삼각형**

2) 증폭홑극팔다리유도(증폭단극사지유도, augmented limb lead)

표준팔다리유도(표준사지유도)로 기록할 수 없는 다른 각도에서 기록하기 위한 필요성에 의해 개발된 유도이다. 처음에는 윌슨(Frank N. Wilson)이 팔다리를 이용한 홑극유도(단극유도, monopolar lead)를 개발하였으나(VR, VL, VF 유도), 파형의 크기가 너무 작아서 관찰이 쉽지 않았다. 그 이후 골드버거(E. Goldberger)에 의해 파형의 변화 없이 크기만 1.5배 증폭시킨 유도를 개발하여(Goldberger 유도) aVR, aVL, aVF로 이름을 붙였는데, 여기서 'a'는 증폭되었음(augmented)을 의미한다(**그림 3-4**).

관상면(전두면, coronal plane)에서의 전기적 활동을 측정하며, 홑극유도이다.

- **aVR 유도** : 오른팔(RA)이 기록전극, 왼팔과 왼발의 중간점이 가상의 기준전극 역할을 한다.
- **aVL 유도** : 왼팔(LA)이 기록전극, 오른팔과 왼발의 중간점이 가상의 기준전극 역할을 한다.
- **aVF 유도** : 왼발(LL)이 기록전극, 오른팔과 왼팔의 중간점이 가상의 기준전극 역할을 한다.

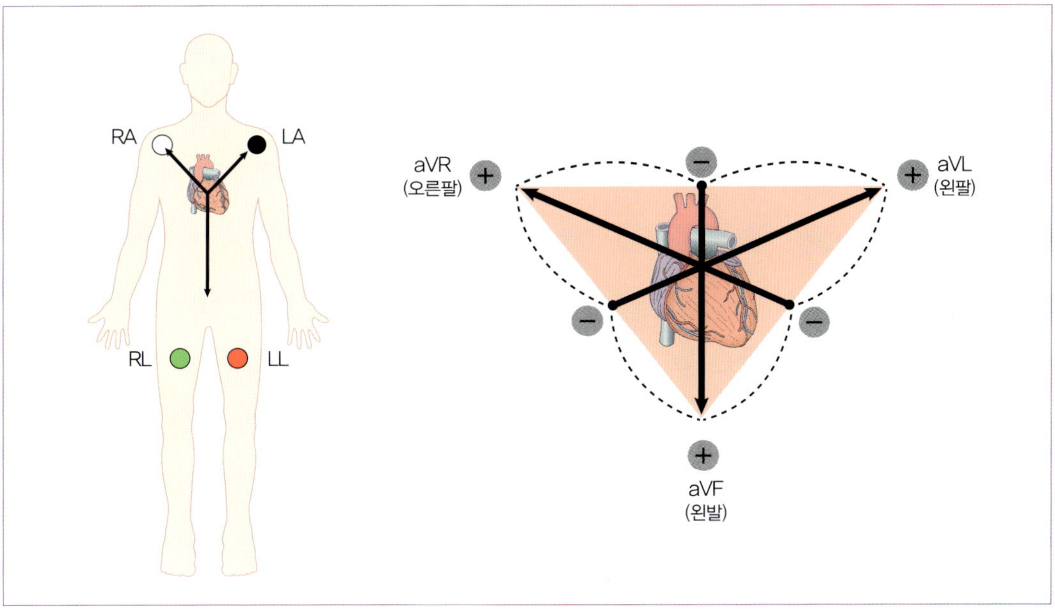

[그림 3-4] **증폭홑극팔다리유도**

3) 가슴유도(흉부유도, precordial lead, chest lead)

윌슨(Frank N. Wilson)이 고안한 유도법으로, 표준팔다리유도보다 심장에 가까운 가슴벽(흉벽)의 지정된 위치에서 기록하는 유도이다(**그림 3-5, 3-6**).

흉극유도(단극유도, monopolar lead)로 가슴벽 앞에 정해진 6개의 위치가 기록전극이 된다. 가로면[횡단면, transverse lead; 수평면(horizontal lead)]에서의 전기적 활동을 측정한다.

- V1 : 넷째 갈비사이와 복장뼈 오른쪽 경계가 만나는 지점(제4늑간 흉골우연)
- V2 : 넷째 갈비사이와 복장뼈 왼쪽 경계가 만나는 지점(제4늑간 흉골좌연)
- V3 : V2와 V4의 중간지점
- V4 : 다섯째 갈비사이와 왼쪽 빗장뼈 중앙선이 만나는 지점(제5늑간과 좌쇄골중앙선과의 교차점)
- V5 : V4와 같은 높이에서 왼쪽 앞겨드랑선이 만나는 지점(V4와 같은 높이에서 좌전액와선)
- V6 : V4와 같은 높이에서 왼쪽 중간겨드랑선이 만나는 지점(V4와 같은 높이에서 좌중액와선)

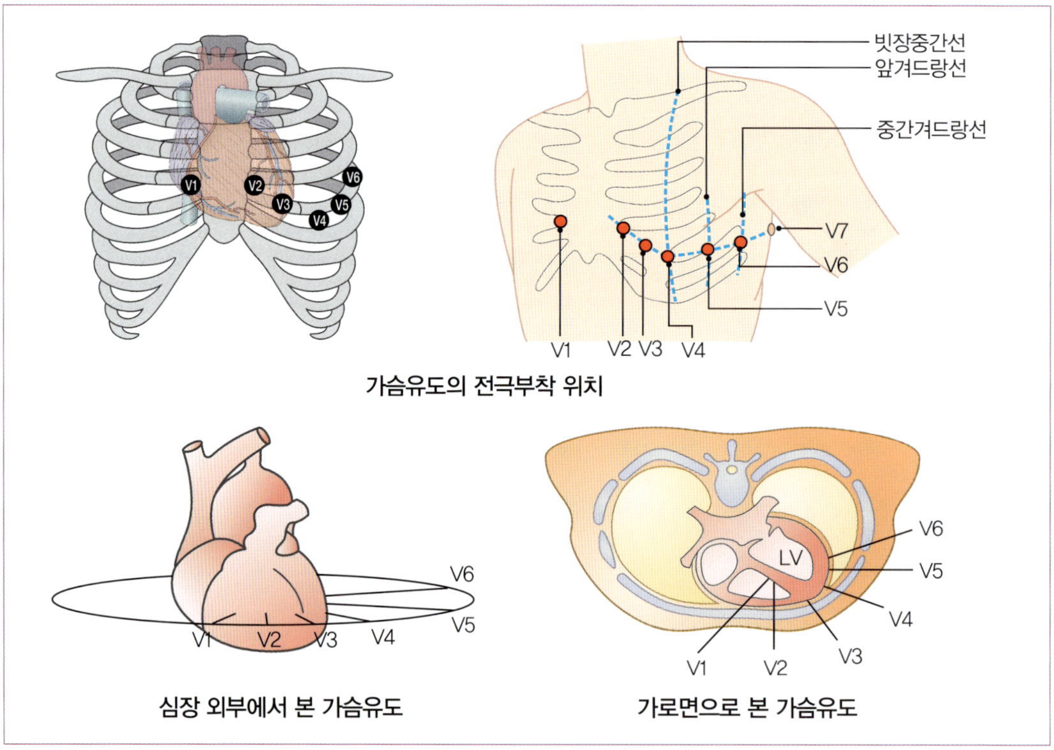

[그림 3-5] 가슴유도

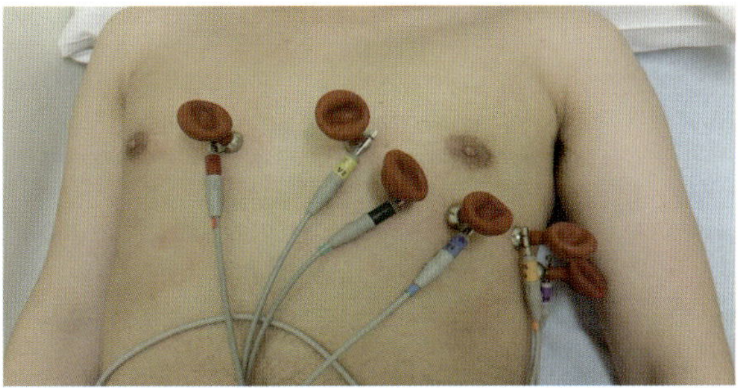

[그림 3-6] 가슴유도의 전극을 연결한 실제 모습

① 가슴유도의 활용

가슴 앞쪽에 위치시킨 6개의 기록전극을 기준으로 팔다리유도(사지유도)에서와 마찬가지로 탈분극(흥분파)의 진행이 멀어지는지, 가까워지는지를 기록하여 심장의 전기적 방향성을 예측할 수 있다(그림 3-7).

정상적인 경우 V1, V2에서는 QRS군의 음성편향이 강하고(r파는 매우 작고, S파는 깊다), V5와 V6에서는 QRS군의 양성편향이 강하게(R파는 크고, s파는 매우 작거나 없다) 나타난다.

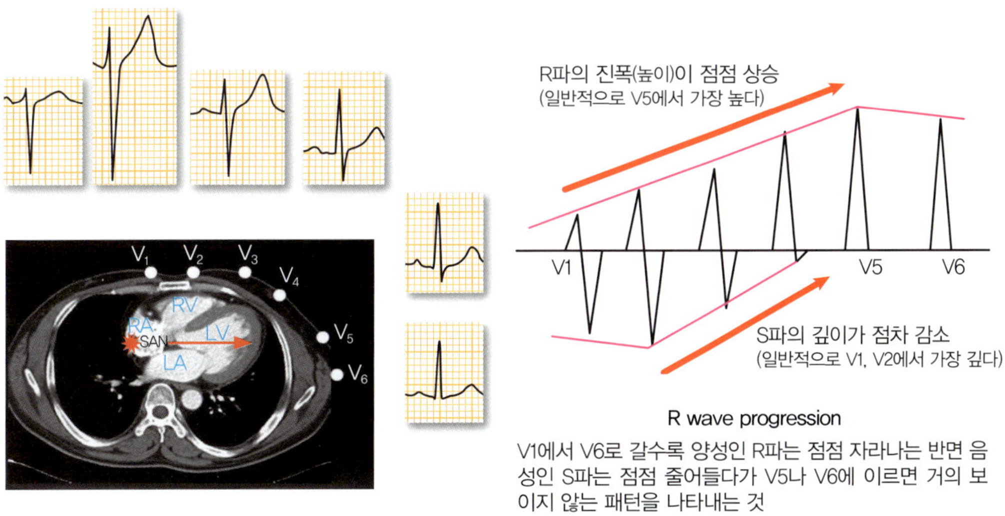

[그림 3-7] 가슴유도의 활용

② 표준12유도를 연결한 실제 모습

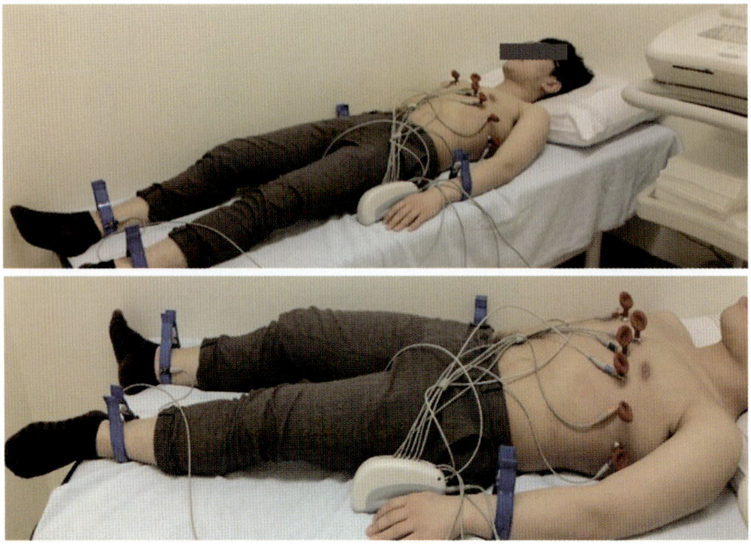

[그림 3-8] 표준12유도를 연결한 실제 모습

4) 추가유도(additional lead)

① **오른쪽 가슴유도**(우측흉부유도, right chest lead)

V3, V4, V5, V6 유도와 대칭이 되는 오른쪽 가슴부위에 전극을 붙이고 각각을 V3R, V4R, V5R, V6R 유도라고 이름 붙인다(**그림 3-9**).

아직 오른심실(우심실)이 우세한 유아의 경우나 선천성 심장질환, 오른심장증(우심증, dextrocardia), 오른심실비대, 오른심실경색 등의 진단에 도움을 준다.

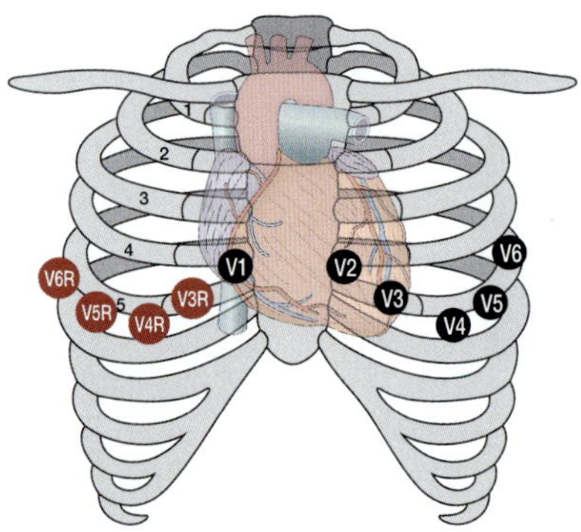

[그림 3-9] 오른쪽 가슴유도

② **뒤쪽 가슴유도**(후측흉부유도, posterior chest lead, 그림 3-10)

후벽경색(posterior infarction)의 진단에 도움을 준다.

- V7 : V4와 수평이 되는 뒤겨드랑선(후액와선, posterior axillary line, PAL) 부위(V4 유도와 같은 높이의 뒤쪽 겨드랑선)
- V8 : V4와 수평이 되는 뒤어깨뼈선(후견갑선, posterior scapular line) 부위(V4 유도와 같은 높이의 뒤쪽 어깨뼈선)
- V9 : V4와 수평이 되는 왼쪽 척추모서리(border of spine) 부위(V4와 같은 높이의 척추선)

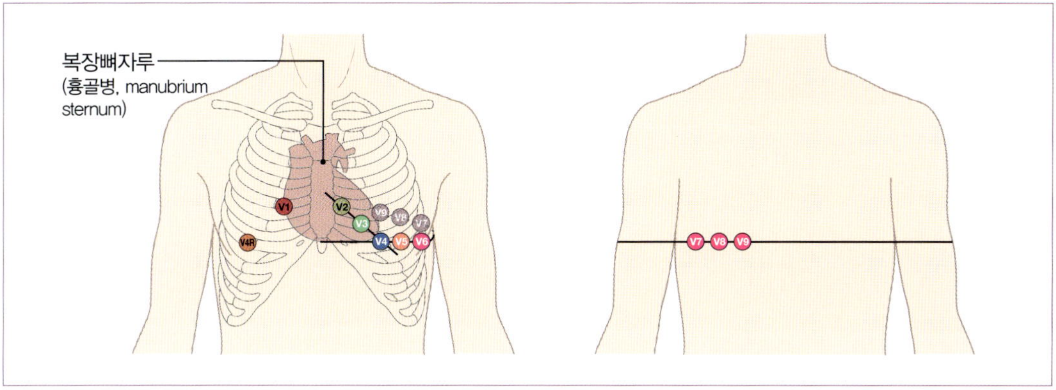

[그림 3-10] **뒤쪽 가슴유도**

③ **루이스유도**(Lewis lead, 그림 3-11)

두극유도이며, 오른팔(RA) 전극을 제2갈비사이의 오른쪽 복장뼈모서리에, 왼팔(LA) 전극을 제4갈비사이 오른쪽 복장뼈모서리에 붙인 다음 I 유도에서 기록한다.

P파를 크게 기록하기 위한 목적으로 사용하며, 심방성 부정맥 진단에 도움을 준다.

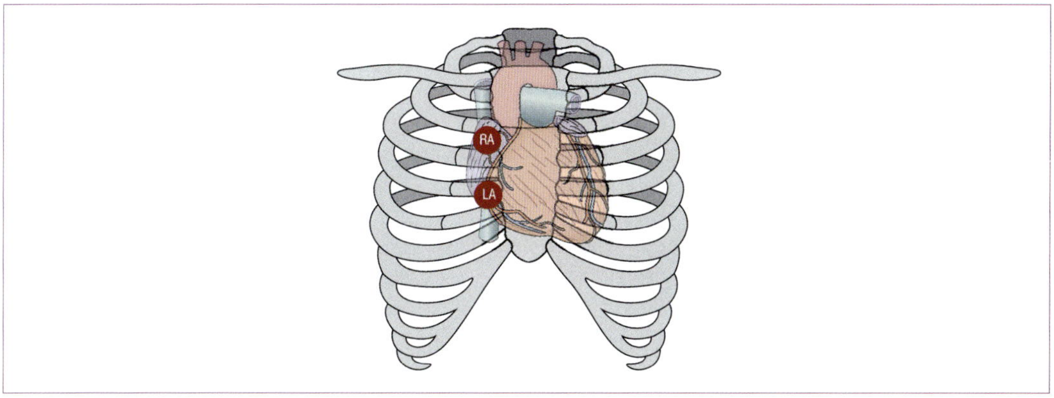

[그림 3-11] **루이스유도**

02 심전도 유도의 활용과 이해

1 표준12유도는 어떤 관점으로 이해하는 것이 좋은가?

심장은 입체적인 구조이기 때문에 어느 한 방향의 관찰과 기록만으로는 심장의 전기적 현상을 충분히 설명하기 어렵고, 적어도 두 방향에서 관찰과 기록이 필요하다는 사실을 심장의 해부학적인 구조를 통해 이미 배웠다. 그 두 방향성이 바로 관상면(전두면)과 가로면(횡단면, 수평면)을 통한 관찰과 기록이다(그림 3-12).

심전도 표준12유도에서 6개의 팔다리유도(사지유도)는 관상면(전두면)의 측면에서 심장의 왼쪽과 오른쪽, 그리고 위쪽과 아래쪽에서의 관찰과 기록이라고 할 수 있고, 6개의 가슴유도(흉부유도)는 가로면(횡단면, 수평면)의 측면에서 심장의 왼쪽과 오른쪽, 그리고 앞쪽과 뒤쪽에서의 관찰과 기록이라고 할 수 있다.

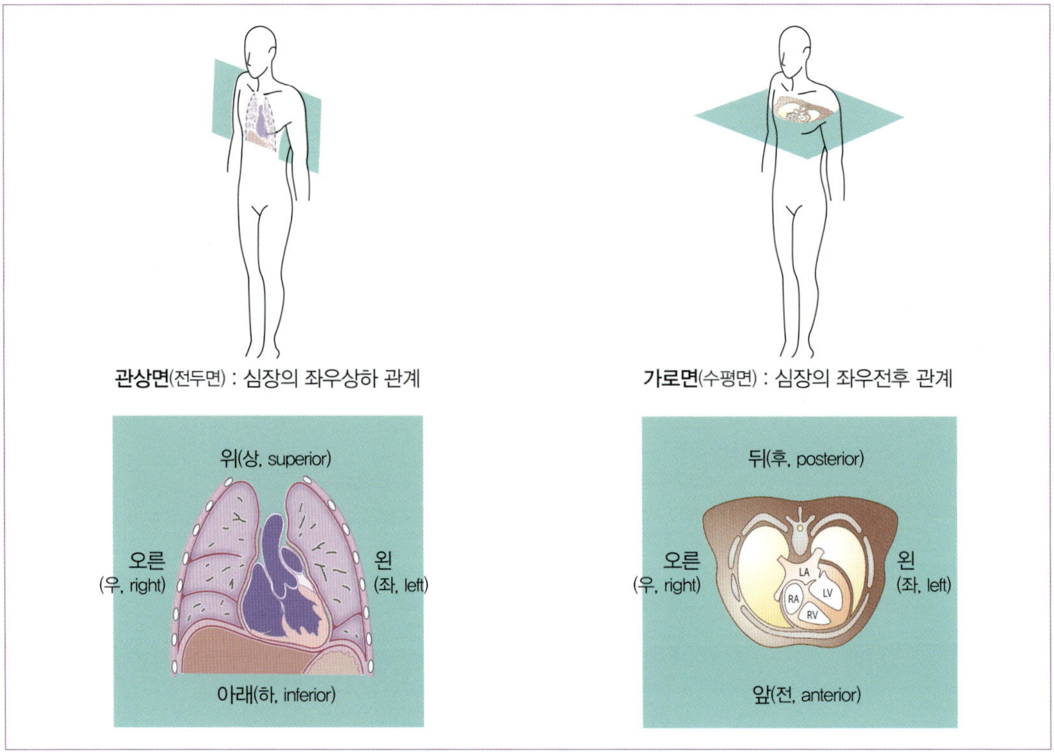

[그림 3-12] 두 방향성에 따른 심장의 좌우, 상하, 전후 관계

2 팔다리유도를 합하여 만든 방향축의 활용

여섯 방향의 유도 위치(기록전극이 있는 부위)에서 심장을 바라보며 탈분극(흥분파)의 진행이 기록전극에서 멀어지는지, 가까워지는지 혹은 직각방향인지를 기록함으로써 심전도 파형의 모양을 예측할 수 있고, 반대로 심전도 파형을 보면 심장의 전기적 방향성이 어떻게 변하는지를 예측할 수 있다(**그림 3-13**).

심전도 파형은 평균 벡터(vector), 즉 탈분극(흥분파)의 평균적인 진행방향이 기록전극을 향하여 다가 올 때는 양성(상향)파가 기록되고, 기록전극으로부터 반대로 멀어질 때는 음성(하향)파가 기록된다. 또 평균 벡터와 일직선상에 놓인 유도에서 가장 큰 양성(상향)파가 기록되며, 직각을 이루는 유도에서 가장 작은 파형이 기록된다는 특징을 갖는다. 그러므로 정상인의 경우 평균 벡터는 오른쪽 위 → 왼쪽 아래를 향하기 때문에 심전도에서 다음과 같은 파형을 나타내게 된다.

① 왼쪽과 아래쪽에 위치한 유도(I, II, III, aVF) : 양성(상향)파
② 오른쪽 위에 위치한 유도(aVR) : 음성(하향)파
③ 평균 벡터와 일직선에 가장 가깝게 위치하는 유도(II) : 가장 큰 양성(상향)파
④ 평균 벡터와 직각에 가장 가깝게 위치하는 유도(aVL) : 가장 작은 파

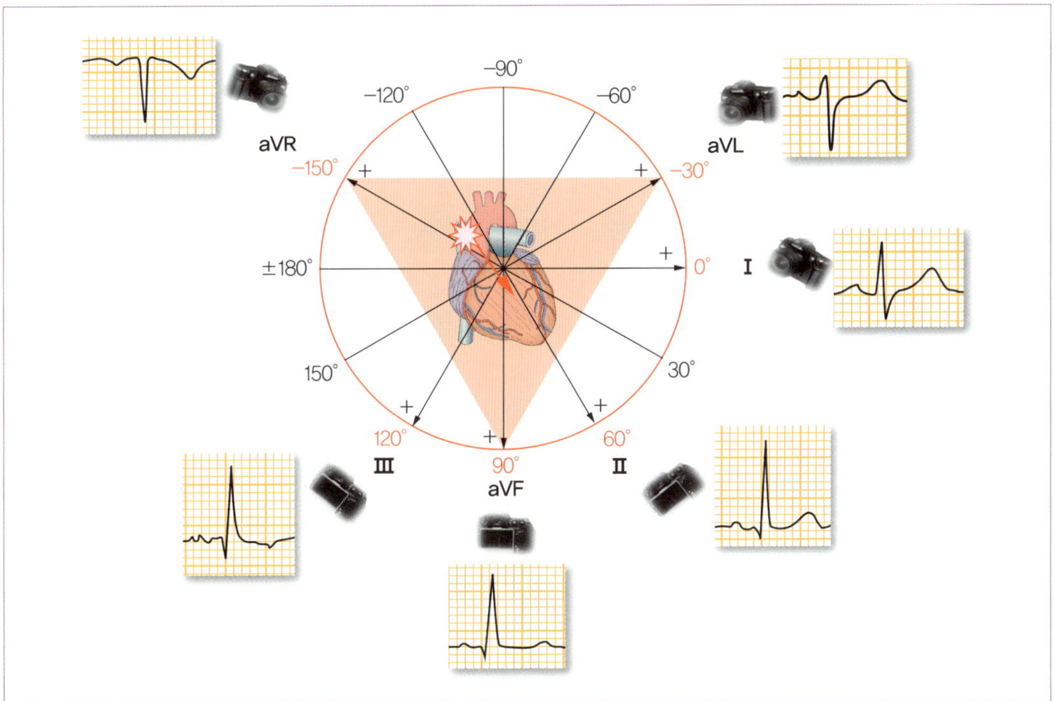

[그림 3-13] 6개의 팔다리유도를 합하여 만든 방향축(hexasis)

3 각 유도가 갖는 임상적 의미

각각의 유도는 그 위치에 따라 심장 각 부분의 변화를 반영하여 기록한다고 할 수 있다. 때문에 어느 유도에서 비정상적인 심전도 변화가 나타나는지를 살펴보면 대략 심장의 어느 부위에 문제가 있는지 예측이 가능하다(**그림 3-14, 3-15**).

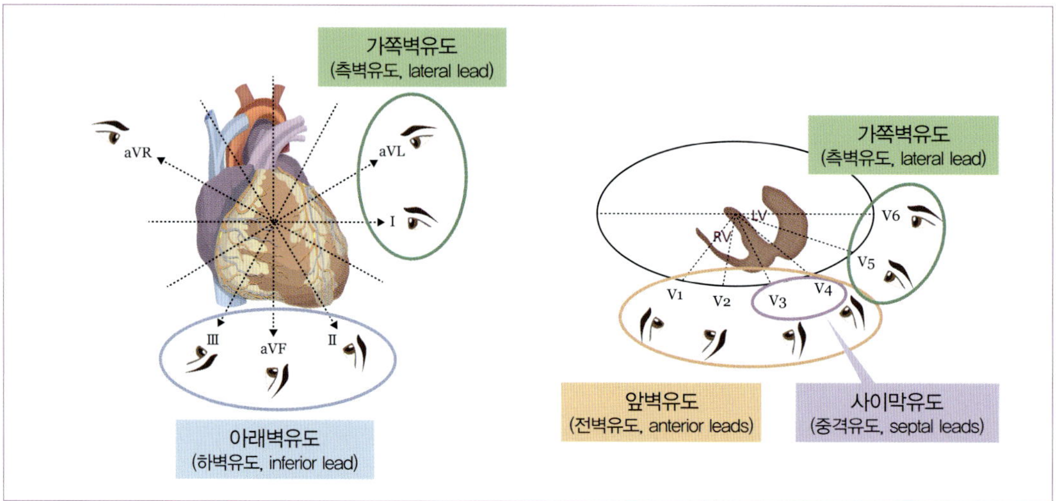

[그림 3-14] 각 유도가 반영하는 부위와 그에 따른 유도의 명칭

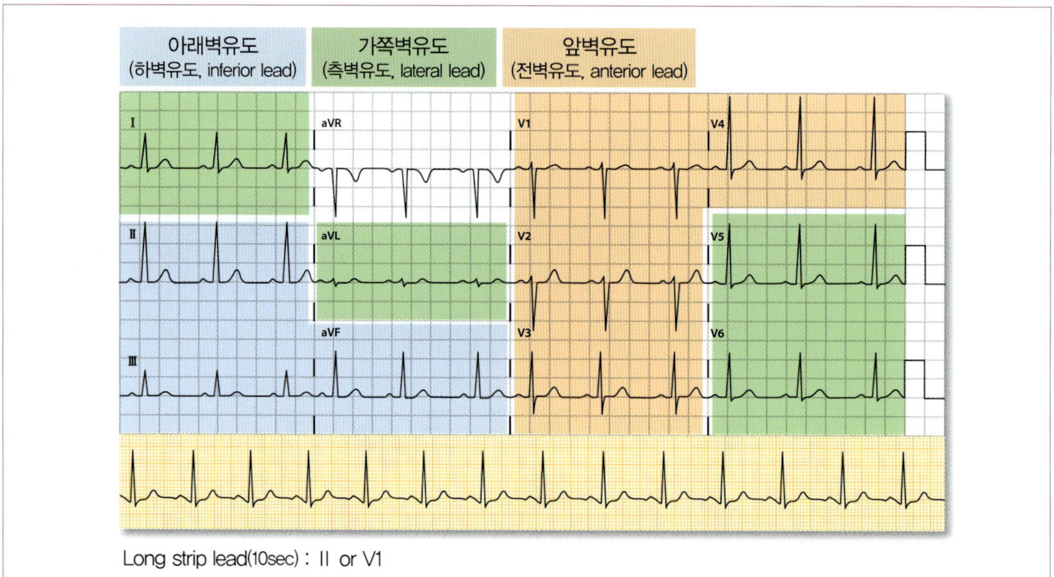

[그림 3-15] 표준12유도 심전도에서 유도의 배열

03 기록지와 표준기록조건의 이해

심전도 기록지는 가로, 세로 1mm 간격의 선으로 이루어진 모눈종이로, 5mm마다 굵은 선으로 되어 있다. 기록지의 가로축은 시간(sec)과 간격(interval) 또는 폭(duration)을 나타내고, 세로축은 전압(voltage) 또는 진폭(amplitude)을 나타낸다(**그림 3-16**).

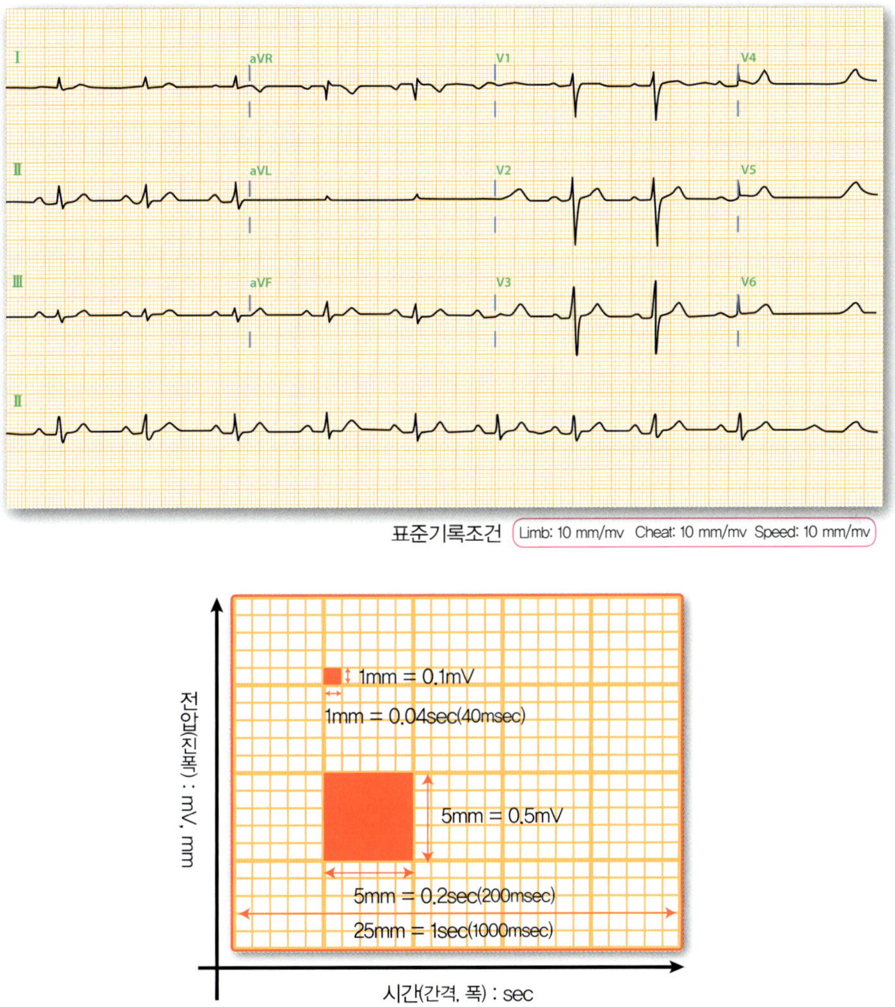

[그림 3-16] **심전도 기록지**

1 시간

심전도의 표준기록지 이동속도는 25mm/sec인데, 이것은 1초 동안 기록지가 25mm(가장 작은 눈금 25칸) 이동하는 것을 의미한다(즉, 25mm = 1초를 뜻한다). 그러므로 1mm(가장 작은 눈금 1칸)는 1/25초이므로 0.04초를 의미한다(1mm = 0.04sec).

심장박동수가 너무 빠른 경우 파형의 간격이 좁아서 구분하기 어려울 경우에는 50mm/sec로 늘려서 기록할 수 있으며, 휴지기(pause)가 너무 길어서 간격 측정이 어려운 경우에는 반대로 12mm/sec로 줄여서 기록할 수 있다.

2 전압 또는 진폭

전압은 세로축에 해당하며 10mm(작은 눈금 10칸)를 1mV로 하는 것을 표준기록조건으로 하며, 이를 '감도 1'이라고 표현한다(10mm = 1mV, 1mm = 0.1mV).

파형의 진폭이 너무 커서 기록지를 벗어날 경우에는 감도를 1/2로 낮추어 기록하고, 반대로 파형의 진폭이 너무 작은 경우는 감도를 2배로 증가시켜 기록한다(**그림 3-17**). 감도를 1/2로 줄여서 기록했다면 판독할 때는 기록된 진폭의 2배를 해야 실제 파형의 진폭이 되며, 반대로 감도를 2배로 증가시켜 기록했다면 판독할 때는 기록된 진폭을 절반으로 나누어야 실제 파형의 진폭이 된다는 사실을 기억해야 한다.

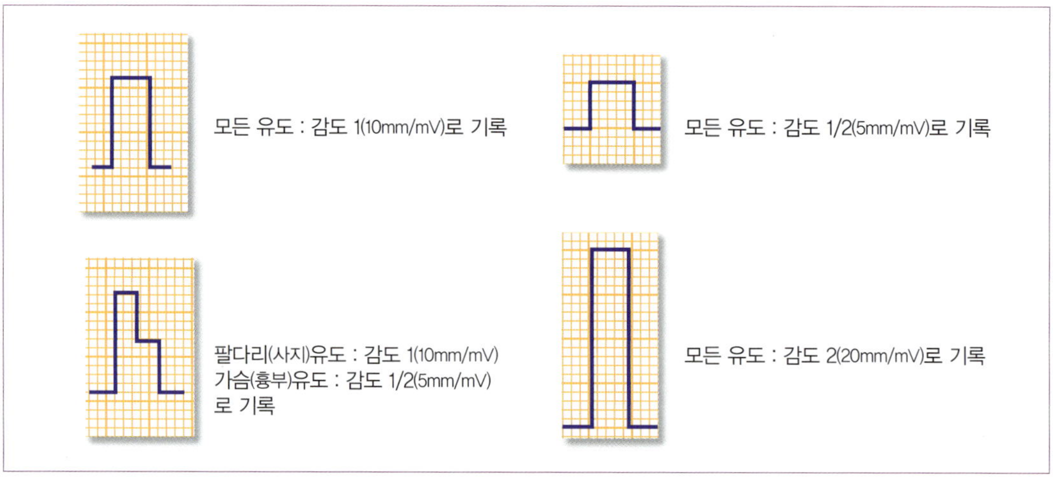

[그림 3-17] **파형에 따른 감도 기록**

문제 • 아래와 같이 심전도가 기록되었다면 이 환자의 실제 V5 유도에서의 R파 진폭은 얼마인가?

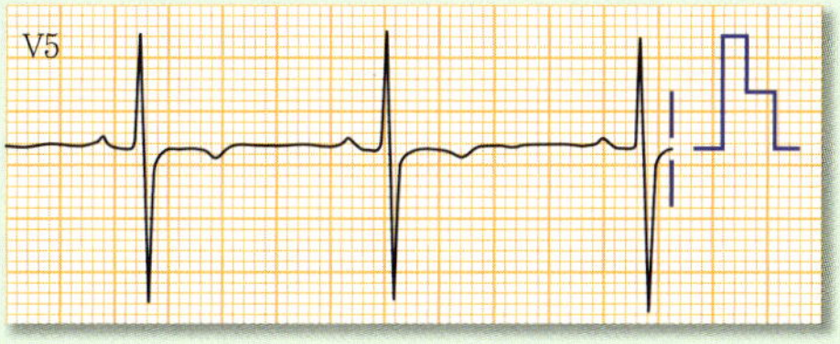

기록된 R파는 작은 눈금으로 10칸(즉, 10mm)인데, 가슴유도(흉부유도)의 감도가 1/2로 기록되었으므로 실제 R파의 진폭은 2배를 하여야 한다.

$10 \times 2 = 20(mm)$

정답 / 20mm

• ELECTROCARDIOGRAM •

제4장

심전도 정상파형과 간격 및 분절

1. P파
2. QRS군
3. T파
4. U파
5. PR간격
6. QT/QTc간격
7. PR간격
8. PR분절
9. ST분절

학습요약

- 굴심방결절(동결절)에서부터 시작된 전기자극이 심실근육의 말단까지 순차적으로 전도되면서 심장 각 부위의 세포들을 흥분(탈분극)시키고 회복(재분극)시킬 때 전위의 변화가 생기게 되고 이로 인해 일정한 모양의 파형들을 만들게 되는데, 이것에 이름을 붙인 것이 심전도의 기본파형인 P파, QRS군, T파이다.
- 각각의 파형과 간격 및 분절은 모두 임상적 의미와 정상 조건을 가지고 있으며, 정상 조건을 벗어나는 경우 비정상적인 심전도(abnormal ECG)로 판단할 수 있다.

심전도는 파형(wave)과 간격(interval) 및 분절(segment)로 이루어져 있다(**그림 4-1**). 파형은 심방과 심실의 탈분극(흥분)과 재분극(회복)으로 만들어지며, 간격은 파형과 분절을 포함하고 분절은 파형과 파형을 연결하는 선이라고 이해하면 된다. 심전도를 판독한다는 말은 심전도를 이루고 있는 파형과 간격 및 분절을 정상 조건(normal range)과 비교하여 분석하는 것이다. 심전도를 분석할 때에는 나이, 성별, 복용약, 검사 시 환자의 상태 등 심전도에 영향을 줄 수 있는 사항들도 함께 고려하여 해석해야 한다.

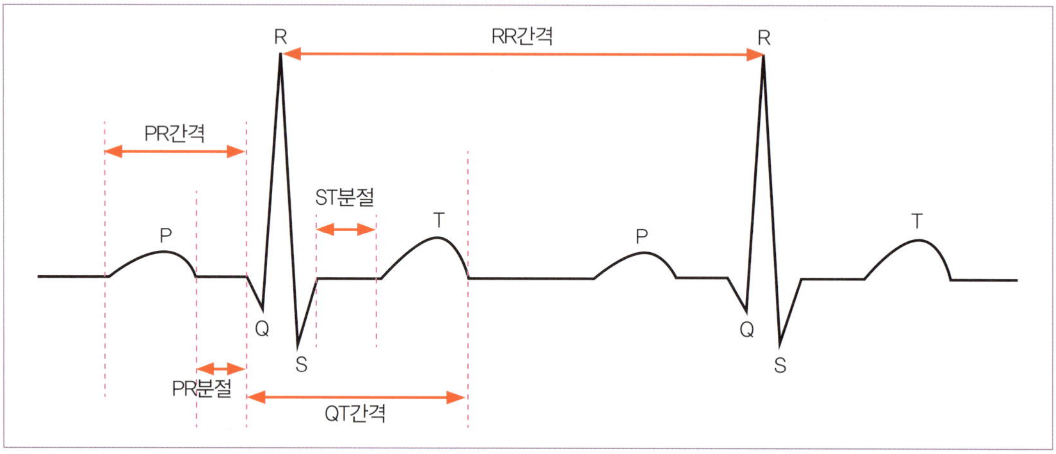

[그림 4-1] **심전도의 파형**

가장 먼저 전기자극을 만드는 굴심방결절(동결절, SA node)의 파형은 너무 작아서 심전도에 기록되지 않으며, 심전도에 나타나는 파형에는 P파(P wave), QRS군(QRS complex), T파(T wave)가 있다(**그림 4-2**). U파(U wave)는 경우에 따라 나타나기도 하고 나타나지 않기도 한다.

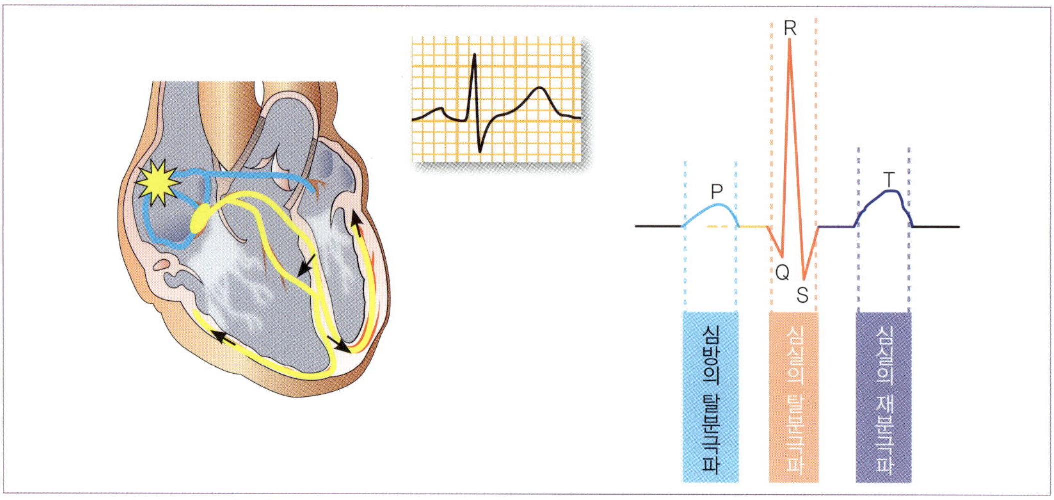

[그림 4-2] **심전도에 나타나는 파형**

파형이 정상인지 아닌지를 구분하려면 파형은 다음의 네 가지 항목을 위주로 읽는다(**그림 4-3**).

① 모양 · 형태(contour)

② 전기축(axis)

③ 폭 · 간격[duration(width)]

④ 진폭 · 높이[amplitude(voltage)]

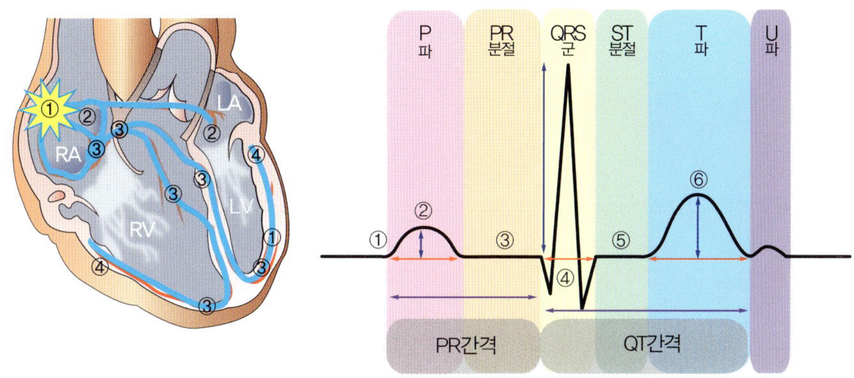

[그림 4-3] **전기자극에 따라 발생하는 파형**

01 P파

정상적인 심전도에서 기록되는 최초의 양성(상향)파로, 양쪽 심방의 탈분극(atrial depolarization)에 의해 형성되므로 **심방의 탈분극파**라고 한다. 심방의 탈분극은 오른심방(우심방, right atrium, RA)에서 시작하여 왼심방(좌심방, left atrium, LA)을 향해 세로방향으로 순차적으로 일어난다. 따라서 오른심방의 탈분극에 의해 P파가 시작되며 왼심방의 탈분극에 의해 P파의 후반부가 만들어진다.

P파의 폭은 P파의 시작점에서 P파의 끝점까지를 말하는데, 전기자극의 **심방전도시간**을 의미한다.

■ 정상 조건(그림 4-4)

① 모양 : 대체로 완만하고 둥근 형태[V1 유도에서는 이상성(biphasic) 형태이어도 정상이다.]

② 폭 : 0.06~0.1초(최대 0.12초 미만), 높이 : 2.5mm 미만

③ I, II, aVF, V4~6 유도에서 양성(+), aVR 유도에서는 음성(-)이며, 기타 유도에서는 일정하지 않다.

④ 전기축 : 0~75°

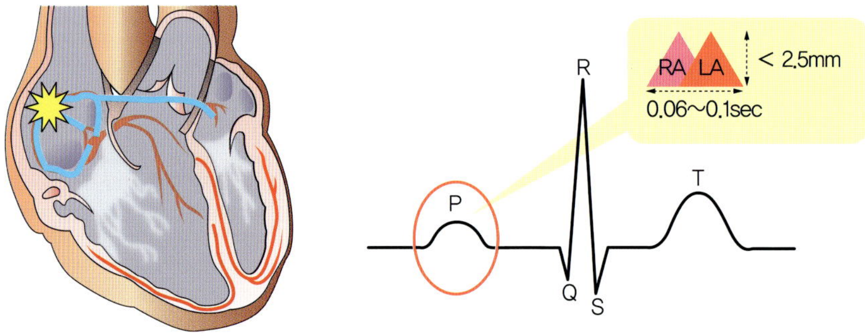

[그림 4-4] **P파의 형성과 정상범위**

02 QRS군

왼 · 오른심실(좌 · 우심실)의 탈분극(ventricular depolarization)에 의해 형성되므로 **심실의 탈분극파**라고 한다. QRS군은 이름에서도 알 수 있듯이 Q파와 R파와 S파의 합으로 이루어진 복합파인데, 심실의 탈분극 과정이 심방과는 달리 3개의 과정으로 구성되어 있기 때문이다. 첫 번째 음성파를 Q파, 첫 번째 양성파를 R파, R파 다음에 음성파가 있다면 S파라고 하며, S파 다음에 다시 양성파가 있다면 R'파라고 한다(높이가 5mm 이상인 경우 대문자로, 5mm보다 작은 경우 소문자로 표기한다)(**그림 4-5**). 활동전위의 0기에 해당하며, QRS의 폭은 전기자극의 **심실 내 전도시간**(intraventricular conduction time)을 의미한다.

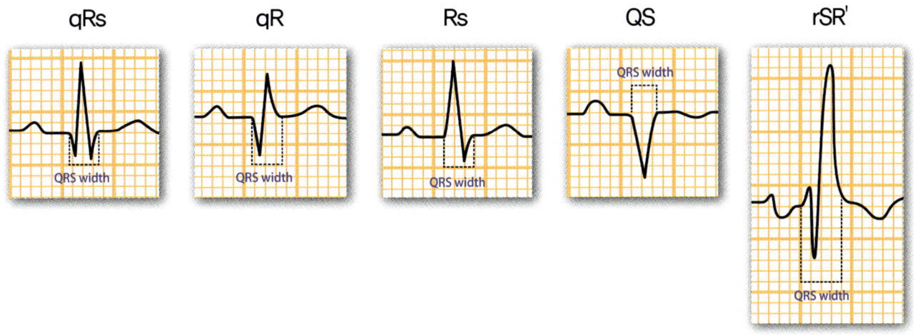

[그림 4-5] QRS군의 다양한 모양과 이름

이행부위(정상전이대, transitional zone)란?

바탕선(기준선, base line)을 중심으로 양성(+)파와 음성(-)파의 비율이 거의 1:1이 되는 지점을 말한다.

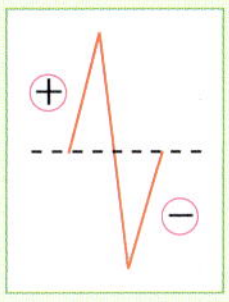

■ 정상 조건(그림 4-6)

① 폭 : 0.06~0.1초(0.1초 이하)

② 높이 : 왼쪽 가슴유도(V5, V6)에서 26mm 이하

③ 이행부위가 V3~4 유도에 나타난다.

④ 작고 좁은 q파(septal q wave)가 I, aVL, aVF, V5~6 유도에 나타난다.

⑤ 전기축 : 0~90°

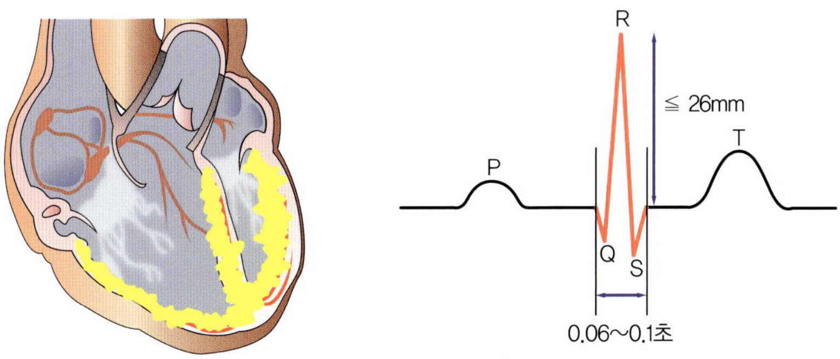

[그림 4-6] QRS군의 형성과 정상범위

1 심실근육의 탈분극 과정과 QRS군의 형성

심방의 탈분극은 단순하나 심실의 탈분극은 그 구조와 방향이 심방에 비해 다소 복잡하다(그림 4-7).

1) 심실사이막(심실중격, ventricular septum)의 탈분극

심실사이막은 왼갈래(좌각지, left bundle branch)에서 유래한 푸르킨예섬유(Purkinje fiber)에 의해 왼쪽에서부터 탈분극이 먼저 일어난다(심실사이막의 왼쪽 → 오른쪽).

2) 심실자유벽(ventricular free wall)의 탈분극

왼·오른심실의 자유벽은 동시에 탈분극이 일어나는데 푸르킨예섬유가 심장속막(심내막)의 1/3에 존재하므로 심장속막에서 심장바깥막(심외막)을 향해 가로로 진행되고, 왼·오른심실의 자유벽은 서로 마주하고 있어 반대방향으로 탈분극하므로 힘이 서로 상쇄되나 왼심실의 근육량이 오른심실보다 3배 이상 크기 때문에 평균적인 탈분극의 진행은 왼심실 아래쪽을 향하게 된다(왼쪽 아래).

3) 심실바닥(기저부, ventricular base)의 탈분극

마지막으로 푸르킨예섬유와 가장 멀리 떨어진 사이막의 가장 위쪽과 왼심실의 뒤쪽 바닥이나 허파동맥 주간부 등이 맨 나중에 탈분극되면서 뒤쪽 위로 향하는 작은 벡터가 생성된다(뒤쪽 위).

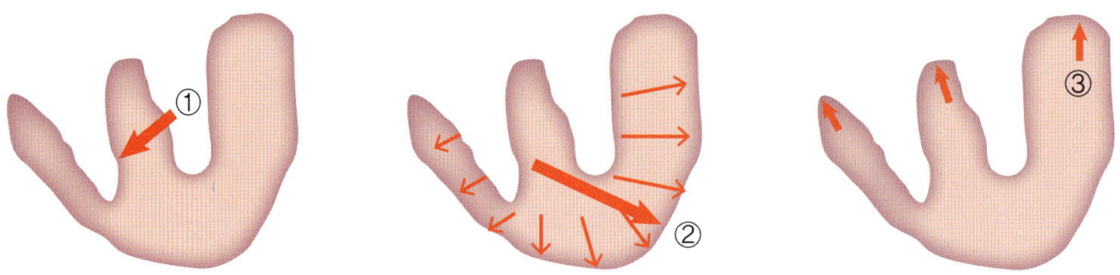

심실사이막의 탈분극
심실사이막의 왼쪽에서 오른쪽으로 가장 먼저 탈분극 일어난다.

심실자유벽의 탈분극
오른심실과 왼심실로 동시에 전달되나 왼심실의 근육량이 훨씬 크므로 왼쪽으로 탈분극이 진행된다.

심실바닥의 탈분극
심실사이막의 끝부분과 양쪽 심실이 수축함으로써 위쪽 끝(상)을 향해 탈분극이 진행된다.

[그림 4-7] 심실근육의 탈분극 과정

2 정상 Q파(그림 4-8)

심실의 왼쪽에 위치하는 I, aVL, V5, V6 유도에서는 초기에 심실사이막의 탈분극으로 인한 벡터, 즉 잠깐 멀어지는 탈분극파(①)로 인해 작고 좁은 q파가 정상적으로 기록되고, 반대 위치에 있는 V1, 2 유도에서는 탈분극파(①)를 잠깐 동안 받는 입장이 되므로 작은 r파가 초기에 기록된다.

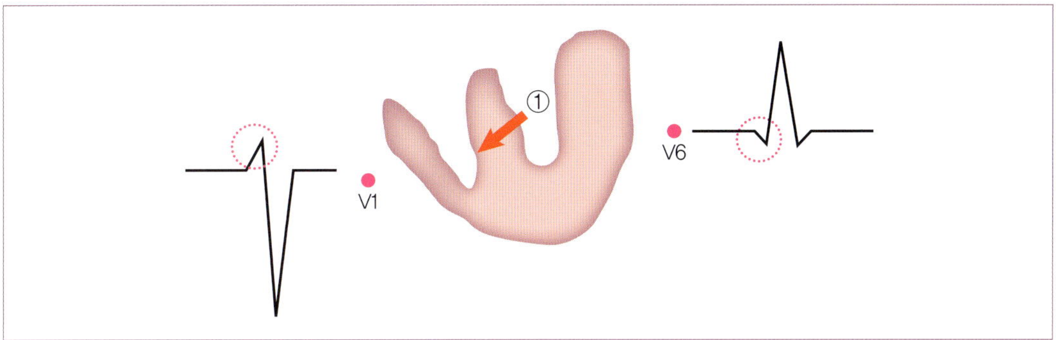

[그림 4-8] 정상 Q파(normal Q, septal Q wave)

3 비정상 Q파

반면, 폭이 넓고 깊은 Q파는 병적인 경우에 출현하는 비정상 Q파(abnormal or pathologic Q wave)로 대개 심근경색증(myocardial infarction, MI)의 중요한 소견이 되므로 그 감별에 주의가 필요하다.

■ 비정상 Q파의 조건(그림 4-9)

① 폭 : 0.04초 이상
② 깊이 : R파 높이의 1/4 이상 (≥ 25%)
③ 주로 V1~V3에서 보인다.

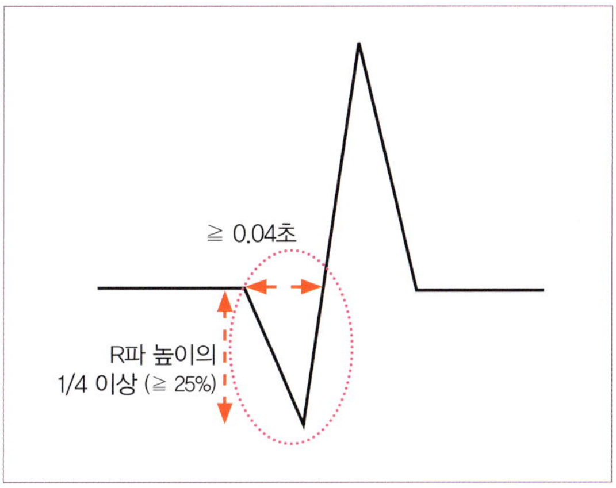

[그림 4-9] 비정상 Q파

4 심실흥분활성시간

심실흥분활성시간(ventricular activation time, VAT)이란 심장 안쪽(심장속막)에서부터 심장 바깥쪽(심장바깥막)까지 전기자극이 전도되는 데 걸리는 시간을 의미한다. QRS군의 시작점에서부터 R파 정점까지의 간격이다(**그림 4-10**).

■ 정상 조건

① V1~2 유도에서 0.03초 이하

② V5~6 유도에서 0.05초 이하

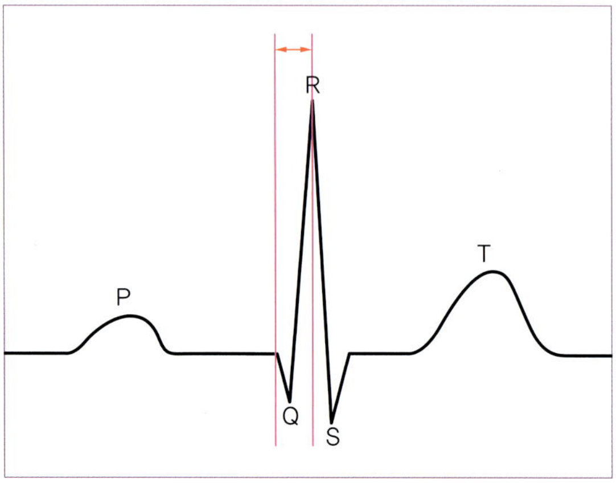

[그림 4-10] **심실흥분활성시간(VAT)**

03 T파

심실의 재분극(ventricular repolarization)에 의해, 즉 심실흥분의 회복기에 형성되는 파형으로 **심실의 재분극파**라고 하며, 심실의 재분극은 탈분극과는 반대로 심장바깥막(심외막)에서 시작하여 심장속막(심내막)을 향해 반대로 진행하기 때문에 탈분극파인 QRS군이 양성이었다면 재분극파인 T파도 양성으로 같은 방향성을 나타내는 것이 정상이다(**그림 4-11**).

■ 정상 조건

① 모양 : 일반적으로 끝이 둥글며 좌우가 약간 비대칭의 형태를 띤다.
[너무 뾰족하게 높거나 패임(notch)이 있으면 비정상]

② 방향 : I, II, V3~6 유도에서 상향, aVR 유도에서는 하향이며, 그 밖의 유도에서는 일정하지 않다. 선행하는 QRS군과 같은 방향성(same direction)을 보인다.

③ 높이 : 팔다리유도(사지유도)에서 5mm 이하, 가슴유도(흉부유도)에서 10mm 이하이다.

④ 청소년이나 젊은 여성의 경우 V1, V2에서 음성으로 나올 수 있다.

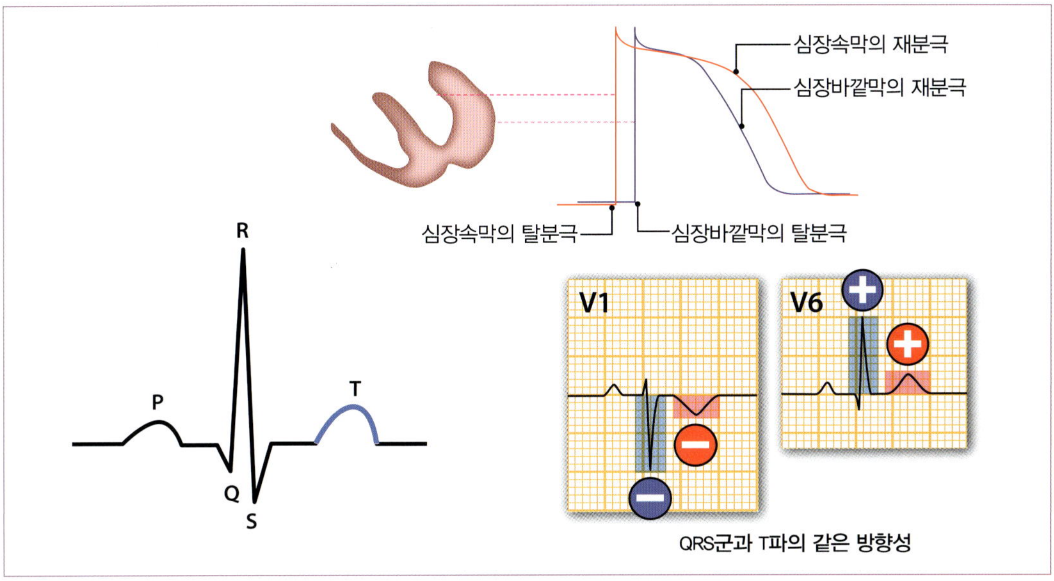

[그림 4-11] T파

04 U파

그림 4-12와 같이 T파 후에 생기는 작고 완만한 파형으로, 푸르킨예섬유(Purkinje fiber)의 느린 재분극에 의해 생성된다고 알려져 있으나 아직 그 발생기전은 확실하지 않다. 대개 심전도에서 잘 관찰되지 않지만, 매우 느린맥(서맥, bradycardia)이나 저칼륨혈증(hypokalemia)일 때 뚜렷한 U파가 출현하는 경우가 많다(보통 V2와 V3 유도에서 가장 잘 보인다).

■ 정상 조건

① 최대높이 1~2mm 또는 T파 높이의 25% 미만

② 선행하는 T파보다 항상 낮고, T파와 같은 방향성

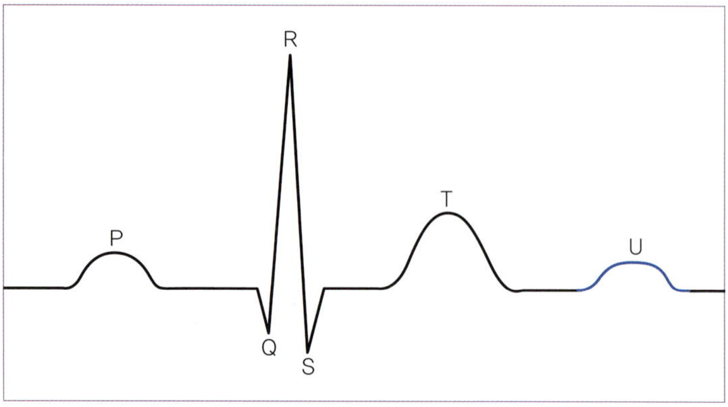

[그림 4-12] U파

05 PR간격

그림 4-13과 같이 심방의 탈분극 시작점에서 심실의 탈분극 시작점까지(P파의 시작점~QRS군의 시작점까지)를 말한다. 전기자극이 심방에서부터 심실근육까지 전달되는 데 걸리는 시간(방실흥분전도시간)을 의미하는데, 대부분은 방실결절(atrioventricular node, AV node)의 전도시간이라고 할 수 있다.

심장박동수와 나이, 몸무게, 자세 등에 영향을 받으므로 이를 감안하여 판독해야 한다. 심장박동수가 빨라질수록 PR간격은 짧아지며, 나이가 어릴수록 짧고, 눕거나 앉은 자세에서 연장되었던 PR간격이 일어서면 정상이 되기도 한다.

■ 정상 조건

0.12~0.2초(120~200msec)

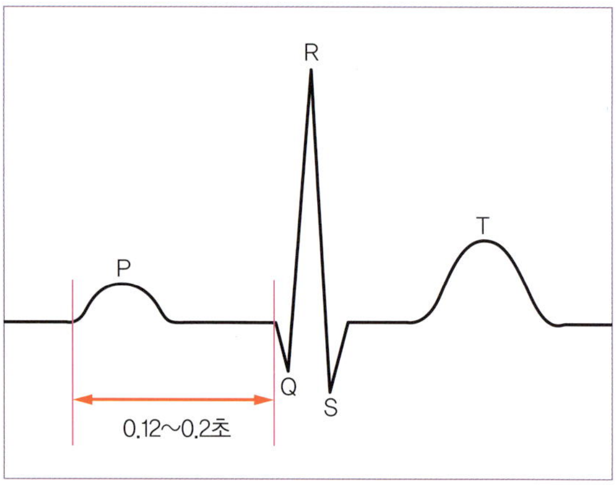

[그림 4-13] PR간격

06 QT/QTc간격

그림 4-14와 심실의 탈분극 시작에서부터 심실의 재분극 끝까지(QRS군의 시작점~T파가 끝나는 지점까지)를 말한다. **전기적 심실수축시간**을 의미하며, 활동전위의 0~3기에 해당한다.

QT간격은 유도에 따라 변동이 많아서 여러 유도에서 측정한 것 중 가장 긴 측정치를 사용한다. 심장박동수, 성별, 나이에 따라 간격이 달라지는데, 특히 심장박동수의 영향을 많이 받기 때문에(심장박동수가 증가할수록 QT간격은 단축) QT간격을 보정한 QTc(corrected QT)간격을 사용한다.

＊ Bazett's formula : $QTc = QT / \sqrt{RR}$

■ 정상 조건

0.35~0.45초(350~450msec) 이내

(남성은 0.43초 미만, 여성은 0.45초 미만)

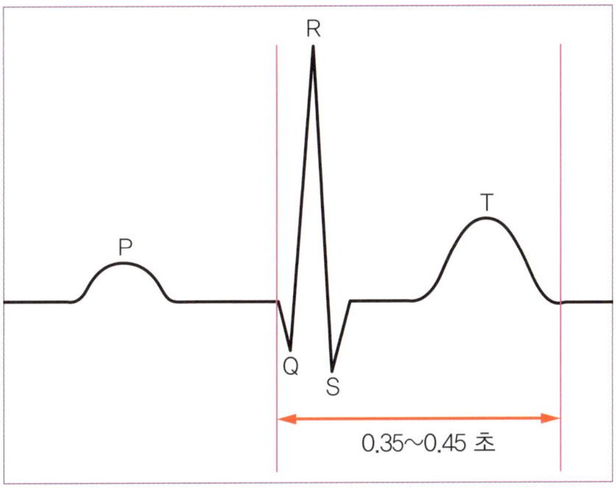

[그림 4-14] QT간격

1) QT간격 측정법(그림 4-15)

RR간격의 1/2보다 짧은 경우 정상이며, 이보다 긴 경우를 일반적으로 비정상으로 본다.

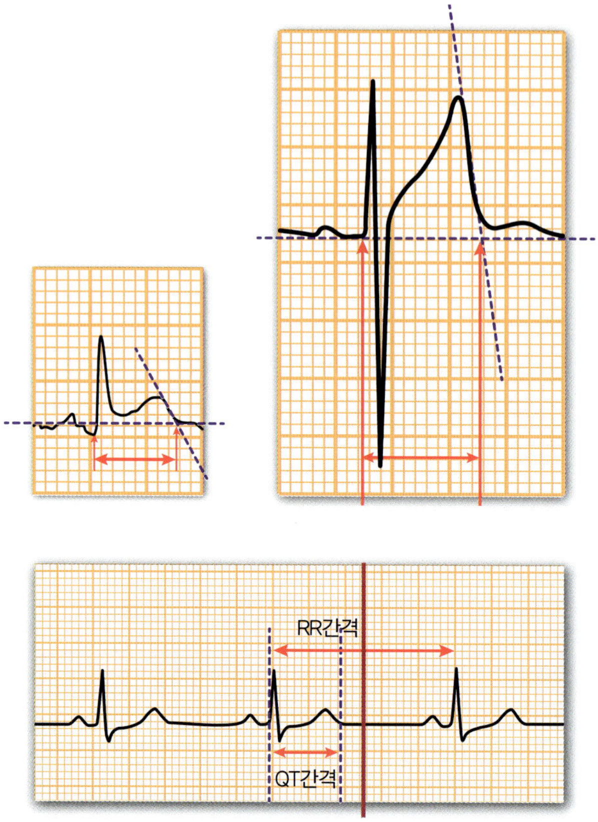

[그림 4-15] QT간격 측정법

07 RR간격

그림 4-16처럼 연속하는 두 R파 사이의 간격으로, 심방과 심실이 한 번씩 수축하고 이완하는 시간(1회 심장주기)을 의미한다. 정상굴리듬(정상동리듬, normal sinus rhythm)이라면 RR간격과 PP간격은 같다. RR간격을 통해 심장박동수(heart rate)를 계산할 수 있는데, 정상은 0.6~1.0초(60~100bpm)이다.

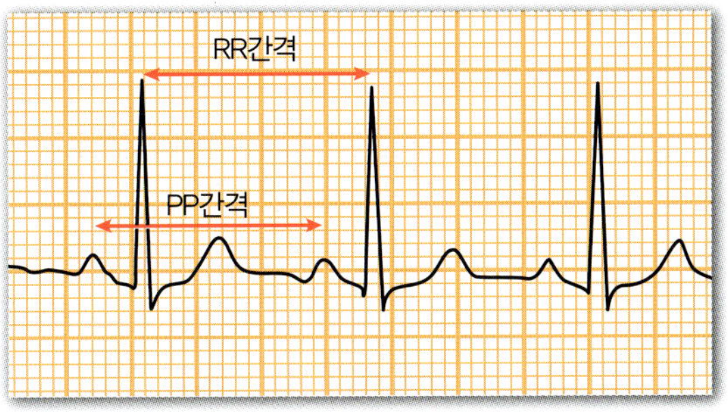

[그림 4-16] RR간격

08 PR분절

그림 4-17과 같이 심방의 탈분극 끝점에서 심실의 탈분극 시작점까지(P파의 끝점~QRS군의 시작점까지)를 말한다. 전기자극이 방실결절 → 히스다발 → 왼 · 오른갈래(좌 · 우각) → 푸르킨예섬유를 지나 심실근육에 도달할 때까지의 시간을 의미한다.

■ 정상 조건

① 간격 : 0.02~0.1초(20~100msec)

② 바탕선 위에 위치(isoelectric)

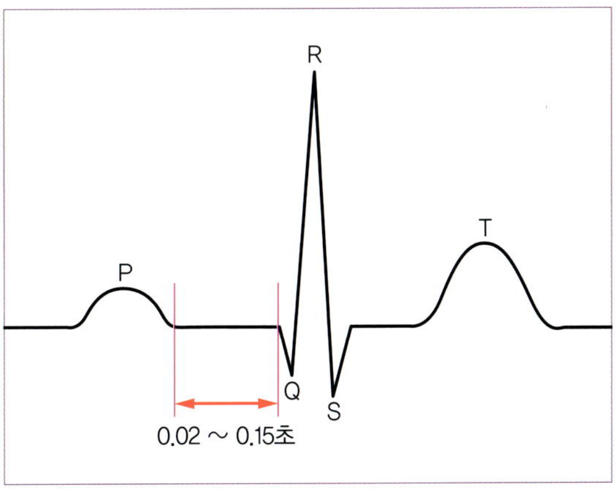

[그림 4-17] PR분절

09 ST분절

심실의 초기 재분극기로 활동전위 2기에 해당하는데, 심실세포 전체가 탈분극된 후 그 상태가 일정기간 동안 유지되는 기간으로 심장속막(심내막)과 심장바깥막(심외막) 사이에 전위차가 형성되지 않아 ST분절은 등전위선(isoelectric line)과 거의 일치하는 것이 정상이다(**그림 4-18**).

QRS군이 끝나는 지점(J point)부터 T파 시작까지의 분절이며, ST분절의 상승(elevation)이나 하강(depression)은 심근허혈이나 심근손상 등을 나타내는 민감한 지표가 되므로 주의 깊게 관찰하여야 한다.

■ 정상 조건

① 팔다리유도에서 1mm 이하

② 가슴유도에서 −0.5~2mm 이하

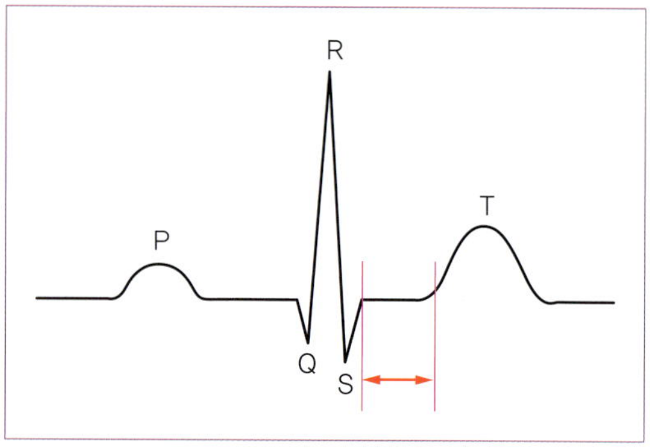

[그림 4-18] ST분절

각 파형의 다양한 모양

파형을 표현할 때는 언제나 바탕선(기준선)을 중심으로 읽는다.

– 양성(상향)파(positive wave), 음성(하향)파(negative wave)

① 이상성(biphasic)
② 이봉성(bipeaked)
③ 등전위(isoelectric)
④ 결절(notched)
⑤ 편평(flat)
⑥ 텐트형, 뾰족한(peaked)
⑦ 완만한 상승(slurred on upstroke) 또는 완만한 하강(slurred on downstroke)

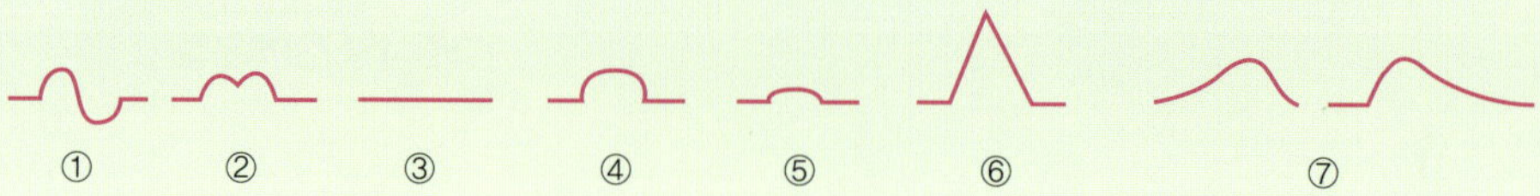

심전도 파형의 임상적 의미와 정상치 요약표

파형	구분	임상적 의미	정상간격	정상높이
P파		심방의 탈분극	0.06~0.1초	2.5mm 이하
QRS군	Q파 시작~S파 끝	심실의 탈분극	0.06~0.1초	최대 30mm 미만
T파		심실의 재분극		최대 15mm 미만
U파				최대 1~2mm
PR(PQ)간격	P파 시작~QRS군 시작	방실흥분전도시간	0.12~0.2초	
QTc간격	QRS군 시작~T파의 끝	전기적 심실수축시간	0.35~0.45초	
RR간격	R파~다음 R파	심장주기	0.6~1초	
ST분절	QRS군이 끝나는 지점 (J point)~T파의 시작	심실의 초기 재분극		등전위선 (팔다리유도 1mm 이하, 가슴유도 2mm 이하)
PR분절	P파의 끝~QRS군의 시작			등전위선

• ELECTROCARDIOGRAM •

제5장

심전도 검사의 실제

1. 심전도 검사의 준비와 주의사항
2. 대표적인 인공산물의 원인과 대책
3. 잘못된 유도(유도의 뒤바뀜)
4. 유도의 뒤바뀜과 혼동하기 쉬운 오른심장증 심전도

학습요약

- 정상적인 심전도 파형 외에 여러 가지 인공산물이나 잡음 등의 혼입은 파형의 구분을 어렵게 하여 판단을 흐리거나 비정상 심전도로 잘못 해석하게 만들 우려가 있다.
- 검사자는 항상 독립적이면서 편안하고 청결한 검사실의 환경유지와 정기적인 검사장비의 점검 및 정도관리(QC)에도 각별한 주의를 기울여야 한다.

01 심전도 검사의 준비와 주의사항

1 심전계의 구성과 부속품

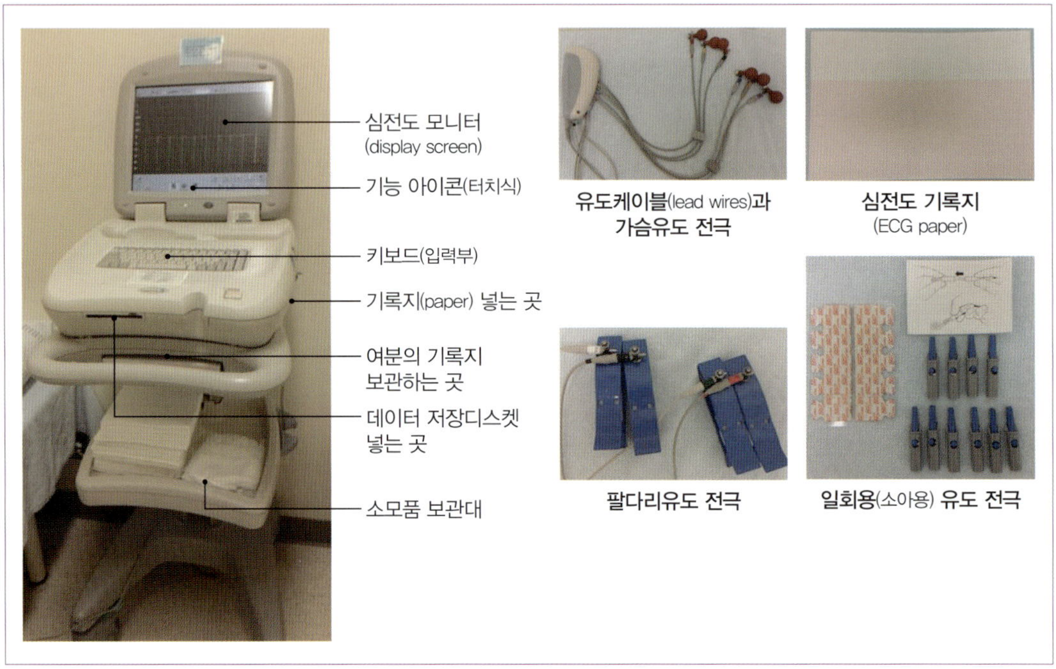

[그림 5-1] 심전계의 구성과 부속품(p102)

2 심전도 검사 전 준비사항

1) 검사실의 준비

- 적당한 실내온도(20~25도)와 습도(55~65%)를 유지하는 것이 좋다.
- 강한 자기장이나 초음파 등의 영향을 받지 않는 독립된 장소이어야 한다.
- 신체를 노출하는 검사이므로 환자가 불안한 마음이 들지 않도록 사생활 보호를 충분히 할 수 있는 독립되고 안정된 공간이어야 한다.
- 검사실 내부 및 침대 시트나 베갯잇 등은 항상 청결하게 유지하여야 한다.
- 검사에 필요한 의료비품 및 일반 소모품 등은 항상 알맞게 준비되어야 한다.

2) 심전도 장비의 준비

- 정도관리(quality control, QC)를 규정에 따라 정확히 시행하여 장비의 이상 유무를 항상 점검해 둔다.
- 장비의 전원이 지정된 전압(110V, 220V)으로 연결되어 있는지 확인한다.
- 유도케이블(lead wires), 전극(electrode) 등의 단선 유무를 확인하고, 항상 청결하게 유지한다.
- 표준기록조건(25mm/sec, 10mm/mV), 기록지 출력상태, 교정곡선이 올바른지 확인한다.
- 왕진검사용(portable)인 경우는 심전계의 충전상태를 잘 확인한다.

3) 피검자(환자)의 준비

- 의뢰서(접수증)를 통해 성명, 성별, 연령 등 기본 인적사항을 확인한다.
- 질환명, 임상증상, 진료소견 등을 파악하여 피검자의 상태를 확인한다.
- 검사에 대한 충분하고 친절한 설명을 통해 불안이나 긴장감이 없도록 안정시킨다.
- 검사를 위한 준비사항을 안내하고 침대 위에 편안히 눕힌다.
- 전극을 부착할 부분의 피부는 알코올 솜으로 충분히 소독한다(땀이나 기름기를 제거하고 건조하지 않도록).

3 심전도 검사의 시작

① 피검자(환자)를 호명한다.

② 피검자(환자)가 뒤바뀌지 않도록 개방형 질문을 통해 이중확인한다(접수증, 등록번호, 주민번호 등으로 재확인).

③ 검사의 목적, 안전성, 준비방법(탈의 등) 등을 안내한다.

④ 편안히 누운 상태에서 안정되게 호흡하게 하고, 몸에 힘을 빼고 긴장하지 않도록 배려한다.

⑤ 피부(전극을 부착할 곳)를 알코올 솜으로 깨끗하게 소독한다.

⑥ 팔다리유도(사지유도)와 가슴유도(흉부유도)를 정확한 위치에 잘 접지한다.

⑦ 모니터가 있는 심전계라면 12유도 심전도가 잘 나오고 있는지 확인한 후 출력하거나 전산(EMR)으로 바로 결과물을 전송한다.

⑧ 검사가 잘되었음을 안내하고, 결과는 담당의사와 상담하도록 안내한다.

⑨ 부착한 유도를 차분히 제거하고 상냥한 인사말로 마무리한다. 옷을 편히 입고 나오도록 안내한다.

심전계는 회사마다 사용법이나 조작방법이 조금씩 차이가 있으므로 장비조작(operating)에 관한 것은 사용하는 심전계에 따라야 하며, 검사의 진행도 반드시 정해진 순서가 있는 것은 아니므로 상황에 따라 조금씩 다를 수 있다.

02 대표적인 인공산물의 원인과 대책

정상적인 심전도 파형 외에 여러 가지 인공산물(artifact)이나 잡음(noise) 등의 혼입은 파형의 구분을 어렵게 하여 판단을 흐리거나 비정상 심전도(abnormal ECG)로 잘못 해석하게 할 우려가 있다. 그러므로 검사자는 인공산물의 혼입을 최대한 제거하여 올바르고 깨끗한 심전도를 기록함으로써 신속하고 정확한 판독이 가능하도록 해야 한다. 그러기 위해서 검사자는 항상 독립적이면서 편안하고 청결한 검사실의 환경 유지와 정기적인 검사장비의 점검 및 정도관리(quality control, QC)에도 각별한 주의를 기울여야 한다. 심전도 기록에서 흔히 생길 수 있는 대표적인 인공산물의 종류에는 교류장애(hum noise)와 근전도혼입(EMG noise, muscle tremor), 바탕선동요(기준선동요, baseline drift)가 있다.

1 교류장애

교류장애(hum noise)란 비교적 규칙적인 잡음이 일관되게 혼입되는 형태를 말한다(**그림 5-2**).

주요 원인	대책
접지불량이나 접지선(유도선)의 불완전한 단선	접지부분과 접지선(유도선)의 정기적인 점검과 교체
피부와 전극 간의 접촉 불량	피부 접촉 부위를 알코올로 다시 한 번 닦은 후 전극이 피부에 완전히 밀착되도록 재부착한 후 검사
주변 고압전선 또는 전기기구의 영향	가능한 주변 전기기구나 장치 등을 피해서 검사
환자와 다른 물체와의 접촉	환자의 신체가 금속, 장비, 벽면 등이나 검사자의 신체와 닿지 않도록 하여 검사
심전계 교류장애 제거장치 이상 등	의공팀이나 장비회사에 점검 및 수리 의뢰

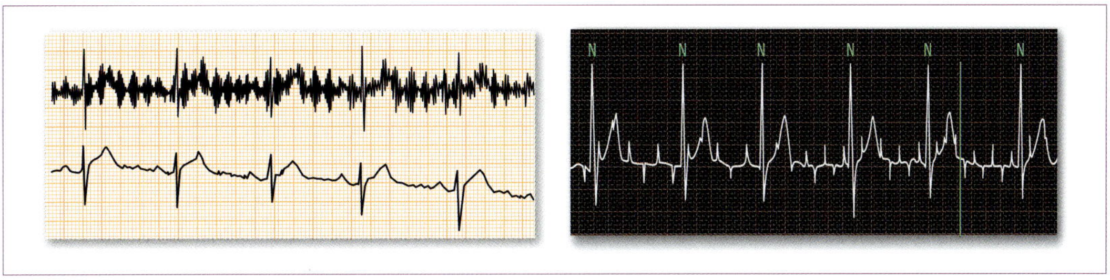

[그림 5-2] **교류장애의 예**

2 근전도혼입

근전도혼입(EMG noise, muscle tremor)이란 비교적 불규칙적이고 날카로운 잡음이 일시적으로 혼입되는 형태를 말한다(**그림 5-3**).

주요 원인	대책
환자의 불안과 긴장	검사에 대한 친절한 설명으로 환자의 마음을 안정시킨 후 최대한 편안한 상태에서 검사
환자가 몸에 힘을 주고 있을 때(추위, 불편감 등)	환자의 상태(이유)를 파악하고, 그에 필요한 적절한 조치(배려) 후 검사
환자의 움직임(자세의 불편이나 병적인 경우)	최대한 편안한 자세로 유도하고, 파킨슨병과 같은 병적인 경우라면 가능한 떨림이 가장 적은 때를 기다려 검사. 유도의 방향성이 달라지지 않는 범위에서 떨림이 가장 적은 부위에 전극을 부착하여 검사

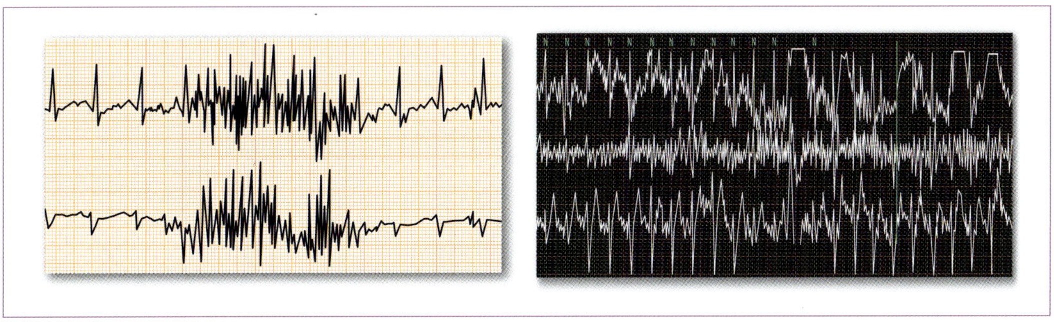

[그림 5-3] **근전도혼입의 예**

3 바탕선동요

바탕선동요(기준선동요, baseline drift)란 바탕선(기준선)이 위아래로 흔들리는 현상을 말한다(그림 5-4).

주요 원인	대책
환자의 크고 불안정한 호흡	편안하고 안정되게 호흡하도록 하여 검사
유도선의 흔들림(움직임)	유도선은 항상 잘 정리된 상태로 유지하고, 흔들리거나 움직이지 않도록 하여 검사
전극 접촉 상태가 불완전한 경우	바탕선동요(기준선동요)가 나타나는 유도의 전극 접촉 상태를 확인하고, 전극이 피부에 완전히 밀착하도록 하여 검사

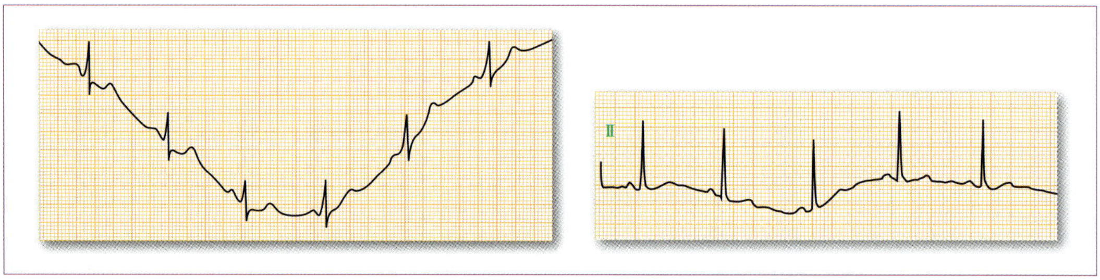

[그림 5-4] 바탕선동요(기준선동요)의 예

03 잘못된 유도(유도의 뒤바뀜)

1 오른팔(RA) 유도와 왼팔(LA) 유도의 뒤바뀜

검사자가 가장 흔하게 범할 수 있는 실수로, 오른팔과 왼팔의 유도를 서로 바꾸어서 부착하는 오류를 말한다(그림 5-5).

팔다리유도(사지유도)는 정상패턴과 다르게 기록되나 가슴유도(흉부유도)는 정상패턴으로 기록된다(그림 5-6). aVR 유도에서 P, QRS, T파가 모두 음성(−)파로 기록되었는지를 가장 우선적으로 확인한다.

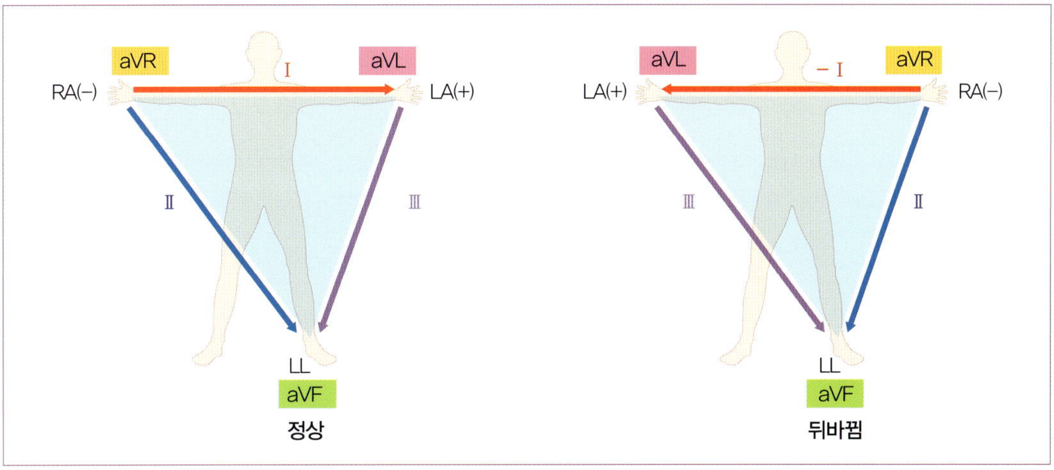

[그림 5-5] 오른팔(RA) 유도와 왼팔(LA) 유도의 뒤바뀜

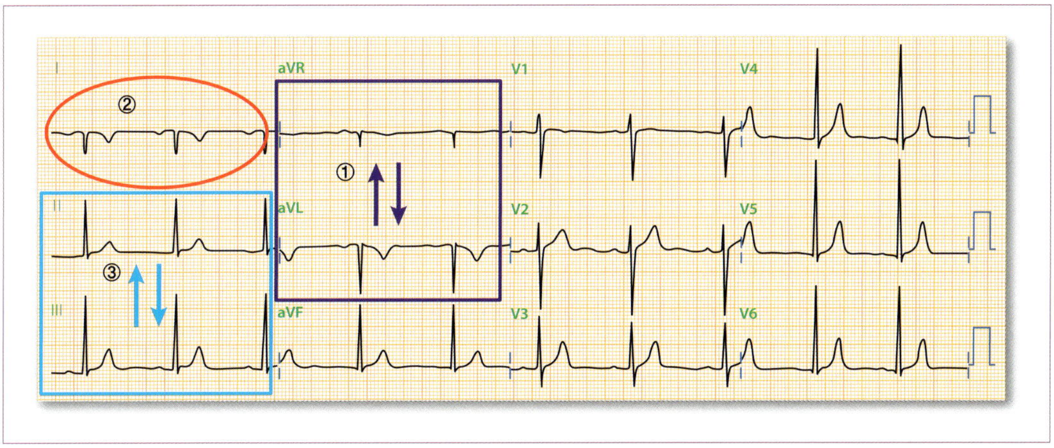

[그림 5-6] RA 유도 · LA 유도의 뒤바뀜 시의 심전도

① aVR 유도와 aVL 유도의 심전도 패턴이 서로 바뀌어서 기록된다(reversal).
② I 유도에서 모든 파형이 음성(−)파로 뒤집어져 기록된다(P, QRS, T wave inversion).
③ II 유도와 III 유도의 심전도 패턴이 서로 바뀌어서 기록된다(reversal).
④ 가슴유도(흉부유도)에는 영향을 미치지 않는다.

2 왼팔(LA) 유도와 왼발(LL) 유도의 뒤바뀜

왼팔과 왼발의 유도를 서로 바꾸어서 부착하는 오류를 말한다(**그림 5-7**).

팔다리유도(사지유도)는 정상패턴과 다르게 기록되나 가슴유도(흉부유도)는 정상패턴으로 기록된다(**그림 5-8**).

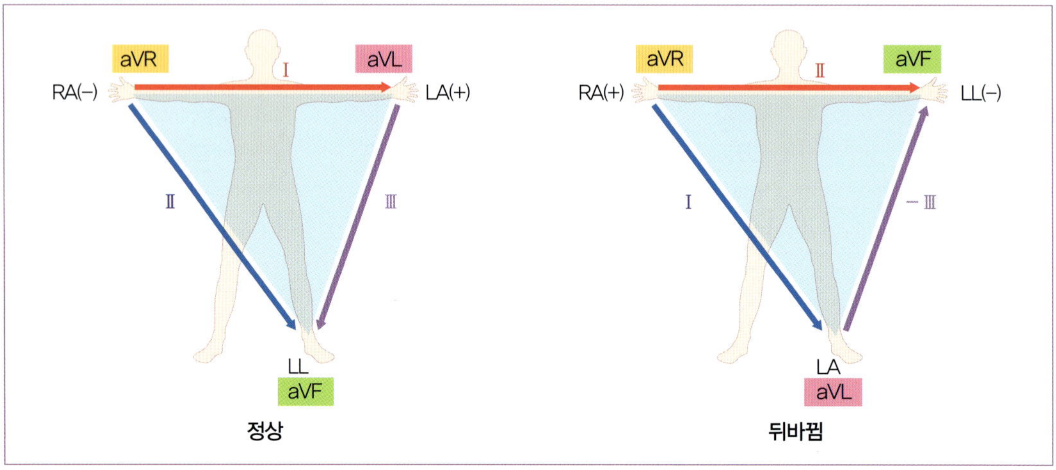

[그림 5-7] **왼팔(LA) 유도와 왼발(LL) 유도의 뒤바뀜**

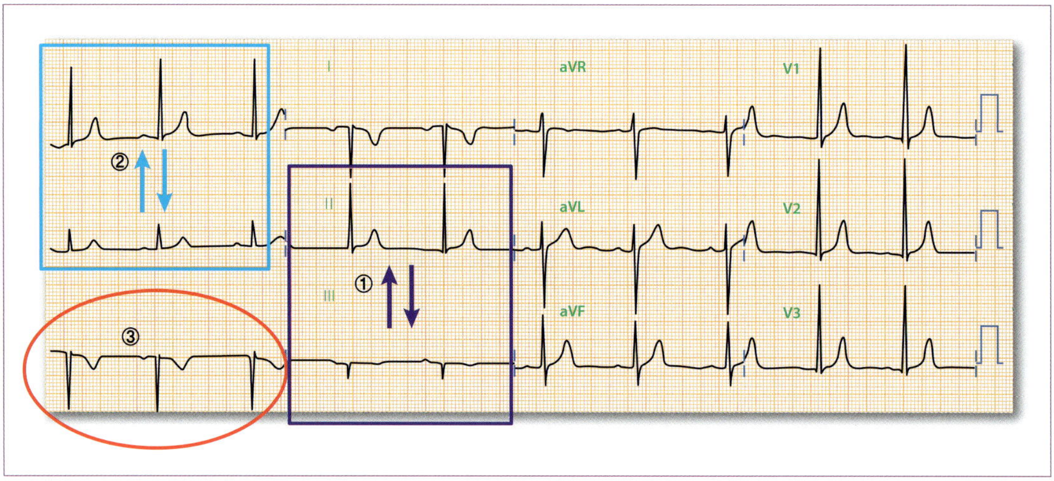

[그림 5-8] **LA 유도 · LL 유도 뒤바뀜 시의 심전도**

① aVL 유도와 aVF 유도의 심전도 패턴이 서로 바뀌어 기록된다(reversal).
② I 유도와 II 유도의 심전도 패턴이 서로 바뀌어 기록된다(reversal).
③ III 유도에서 모든 파형이 음성(−)파로 뒤집어져 기록된다(inversion).
④ 가슴유도(흉부유도)에는 영향을 미치지 않는다.

3 오른팔(RA) 유도와 왼발(LL) 유도의 뒤바뀜

오른팔과 왼발의 유도를 서로 바꾸어서 부착하는 오류를 말한다(**그림 5-9**).

팔다리유도(사지유도)는 정상패턴과 다르게 기록되나 가슴유도(흉부유도)는 정상패턴으로 기록된다(**그림 5-10**).

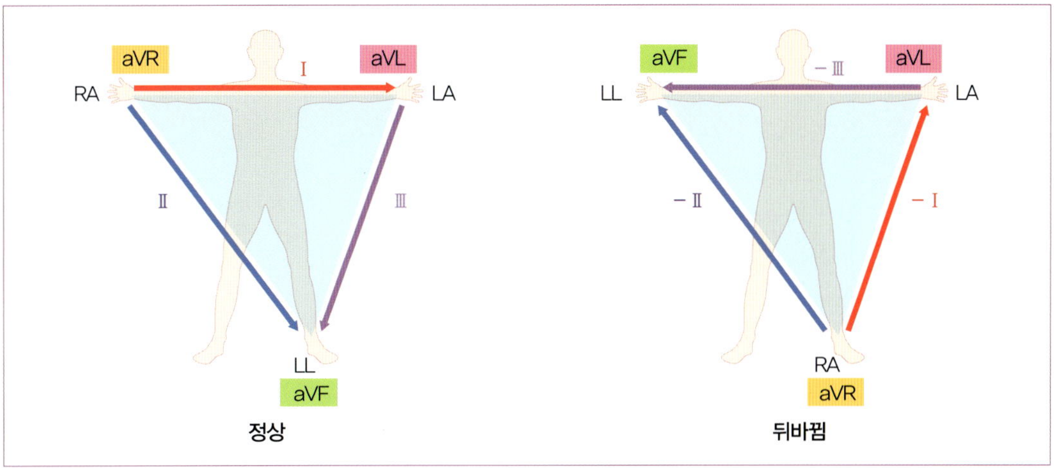

[그림 5-9] 오른팔(RA) 유도와 왼발(LL) 유도의 뒤바뀜

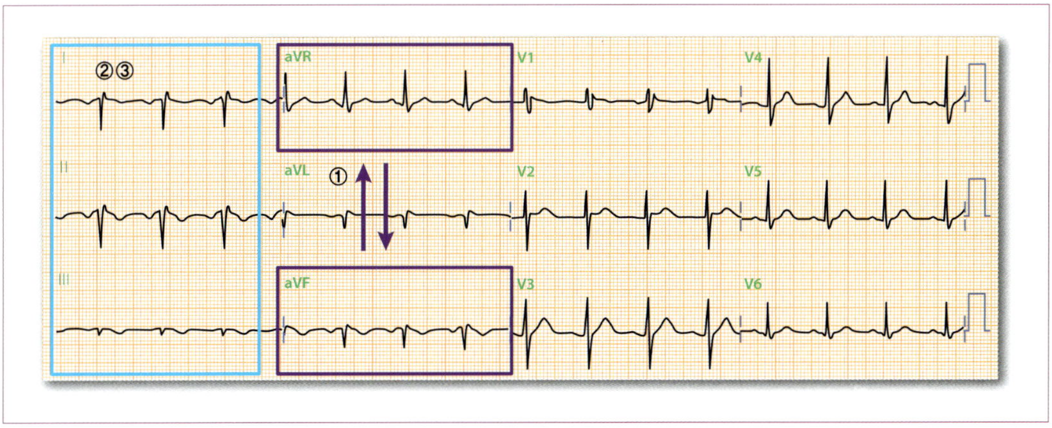

[그림 5-10] RA 유도 · LL 유도의 뒤바뀜 시의 심전도

① aVR 유도와 aVF 유도의 심전도 패턴이 서로 바뀌어 기록된다(reversal).
② Ⅰ 유도와 Ⅲ 유도의 심전도 패턴이 서로 바뀌고, 두 유도에서 모두 음성(−)파로 뒤집어져 기록된다(reversal, inversion).
③ Ⅱ 유도에서 모든 파형이 음성(−)파로 뒤집어져 기록된다(inversion).
④ 가슴유도(흉부유도)에는 영향을 미치지 않는다.

4 가슴유도(흉부유도)의 뒤바뀜

가슴유도(흉부유도)에서의 정상적인 심전도 패턴을 확인하여 정상패턴이 깨져서 기록되었다면 유도의 위치가 바뀌지 않았는지 확인하는 것이 좋다(**그림 5-11**).

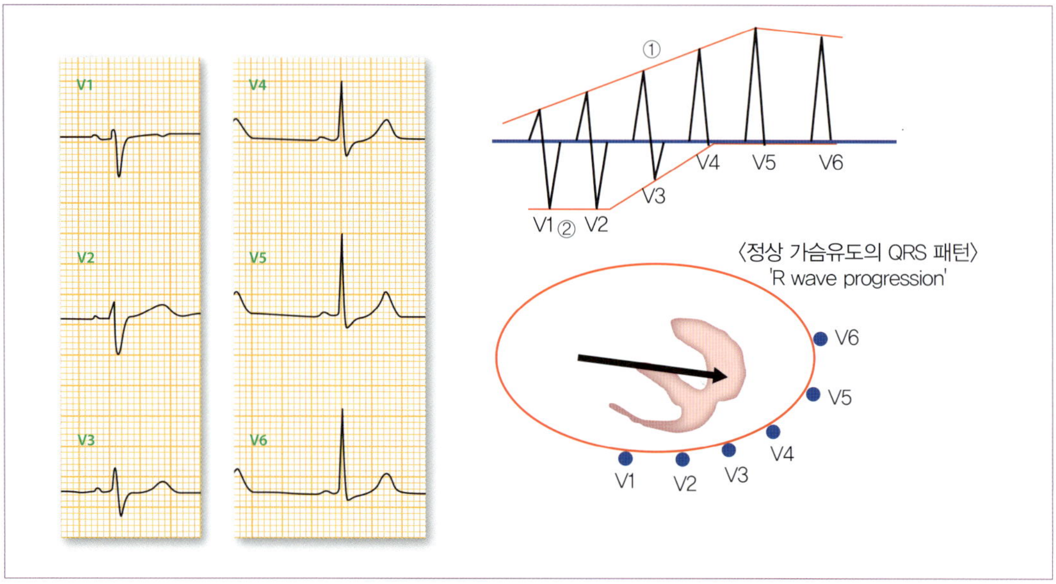

[그림 5-11] **가슴유도(흉부유도)의 뒤바뀜**

① R파의 높이는 V5, V6로 갈수록 점점 증가하는 패턴을 보인다(R wave progression).
② 반대로 S파는 V1, V2에서 깊다가 V5, V6로 갈수록 줄어들어 매우 작거나 거의 보이지 않는다.

04 유도의 뒤바뀜과 혼동하기 쉬운 오른심장증 심전도

오른심장증(우심증, dextrocardia, **그림 5-12**)은 내장 기관이 모두 좌우가 반대인 선천성 기형(mirror image)으로, 심장의 위치도 좌우가 바뀌어 있고, 심장끝(심첨부, apex of heart)이 가슴의 오른쪽 아래를 향하고 있다.

정상적인 심장의 전기적 방향(vector)은 왼쪽 아래를 향하나, 오른심장증(우심증)인 경우에는 오른쪽 아래를 향한다.

팔다리유도(사지유도)에서는 오른팔(RA)과 왼팔(LA)의 전극을 서로 바꾸었을 때와 유사한 패턴의 심전도가 기록되며, 가슴유도(흉부유도)에서는 V5~6 유도로 갈수록 정상과는 달리 R파의 높이가 감소되는 패턴을 보인다(**그림 5-13**).

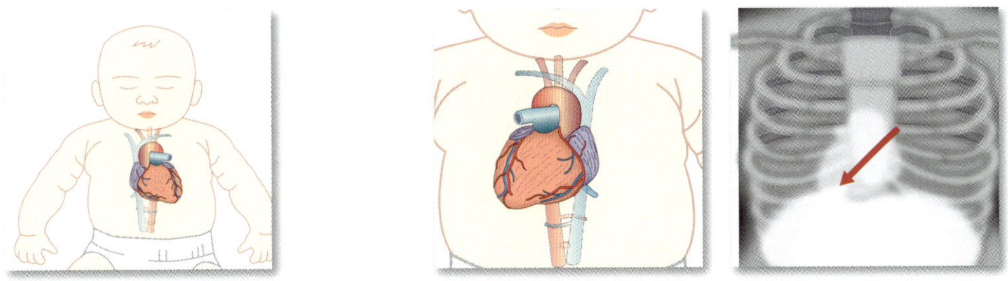

정상적인 심장의 위치 / 오른심장증(우심증)

[그림 5-12] 오른심장증

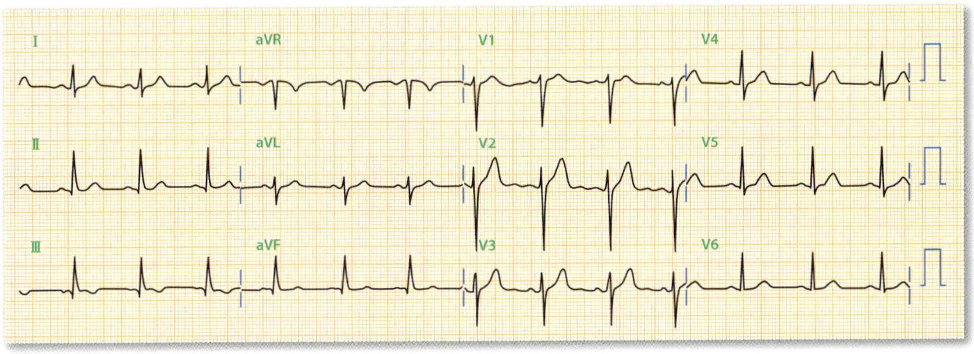

정상 심전도

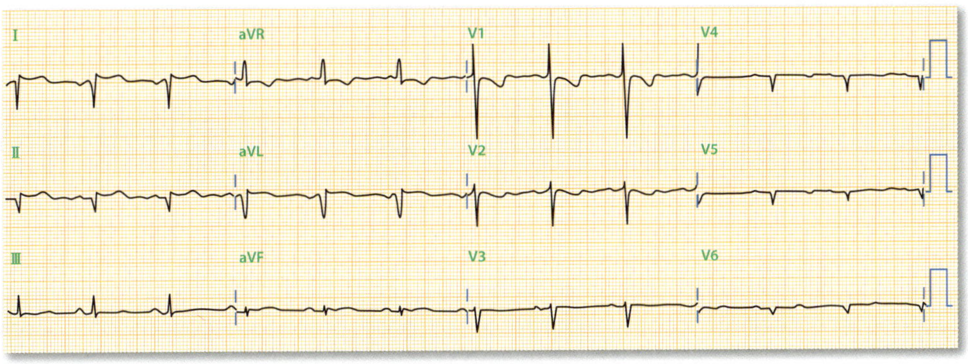

오른심장증 심전도

[그림 5-13] 정상 심전도와 오른심장증 심전도

■ 유도의 뒤바뀜이 있는 심전도와 오른심장증 심전도의 비교(그림 5-14)

- 유사점 : 팔다리유도(사지유도)에서 파형의 패턴이 비정상적으로 기록된다.
- 차이점 : 가슴유도(흉부유도)에서는 서로 상반된 패턴으로 기록된다.
- 오른심장증(우심증)이라면 V3R~V6R 유도를 보조적으로 추가 기록할 필요가 있다.

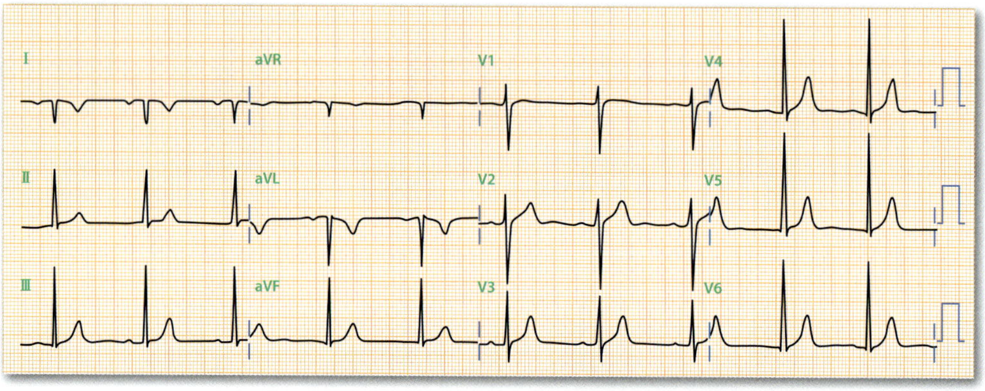

오른팔(RA) 유도와 왼팔(LA) 유도의 뒤바뀜

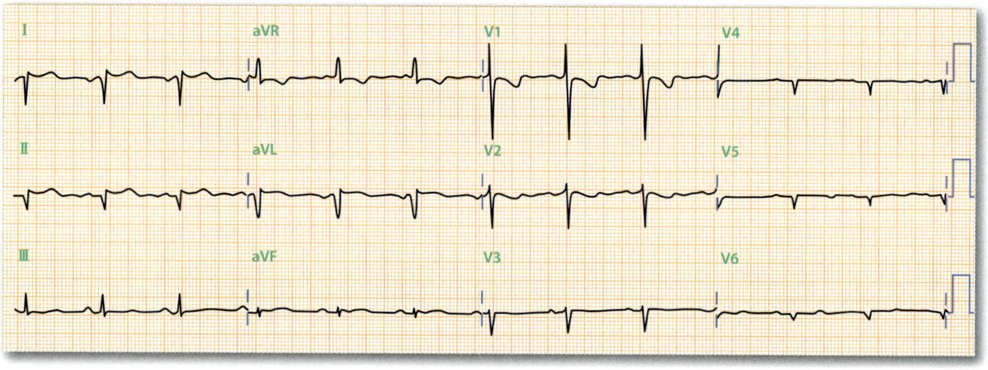

오른심장증(우심증)

[그림 5-14] 유도의 뒤바뀜이 있는 심전도와 오른심장증(우심증) 심전도

• ELECTROCARDIOGRAM •

제6장

심전도 측정하기

1. 심장박동수
2. 리듬
3. 심장의 전기축
4. 심장축의 회전

학습요약

- 심장박동수는 1분간 심장이 박동하는 횟수이며, 3초, 6초, 10초 계산법, RR간격이용법, 간편법 등으로 측정이 가능하다.
- 리듬은 RR간격의 규칙성을 가지고 판단하는데, 만약 RR간격이 불규칙하다면 가장 긴 RR간격과 가장 짧은 RR간격의 차이가 0.16초 이상인 경우를 불규칙한 리듬이라고 정의한다.
- 심장의 전기축을 측정하는 방법은 다양하지만 임상에서는 주로 I 유도와 aVF 유도를 이용한 사분면법을 이용하여 정상, 왼축편위, 오른축편위, 극단적 편위로 구분한다.
- 심장축의 회전은 가슴유도(흉부유도)에서 이행대가 V1~V6 중 어느 유도에 출현하는지에 따라 시계방향회전과 반시계방향회전으로 구분한다.

01 심장박동수

심장박동수(심박수, heart rate)는 1분간 심장이 박동하는 횟수를 의미하며, 심전도에서 1분 동안 나타난 QRS군(심실수축)의 수를 통해 알 수 있다. 성인의 경우, 정상 심장박동수는 분당 60~100회이며, 100회보다 빠르면 빠른맥(빈맥, tachycardia), 60회보다 느리면 느린맥(서맥, bradycardia)이라고 한다. 소아는 연령에 따라 정상 기준이 다르므로 소아기준표를 참고하여 판단해야 한다.

1 3초, 6초, 10초 계산법(그림 6-1)

① 3초 계산법 : 심전도 기록지에서 3초에 해당하는 시간 동안 출현한 QRS군의 수 × 20
② 6초 계산법 : 심전도 기록지에서 6초에 해당하는 시간 동안 출현한 QRS군의 수 × 10
③ 10초 계산법 : 심전도 기록지의 한 페이지는 10초이므로 가장 아래쪽의 심조율기록지(rhythm strip) 유도에 출현한 QRS군의 총수 × 6

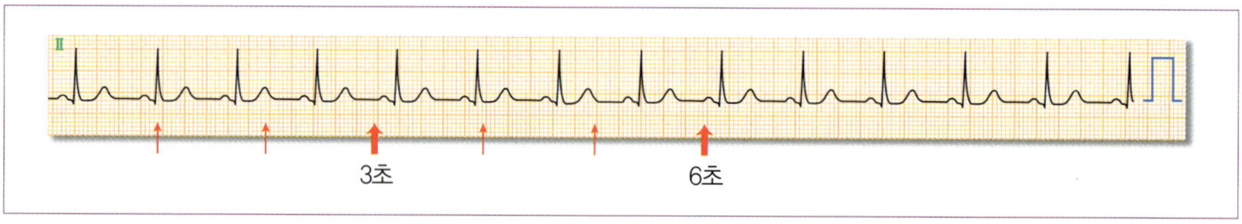

[그림 6-1] 3초, 6초 10초 계산법

2 RR간격 이용법

① 작은 눈금(small squares) 이용법(그림 6-2) : 1,500 ÷ RR간격 사이에 있는 작은 눈금의 개수

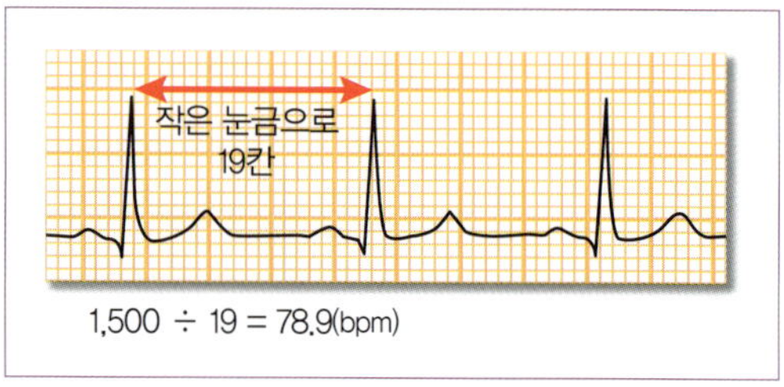

[그림 6-2] 작은 눈금 이용법

300이나 1,500을 눈금 개수로 나누는 이유는 심장박동수는 1분간의 심장박동수를 구하는 것이므로, 1분(60초)이 되려면 작은 눈금(1칸 = 0.04초)은 1,500칸, 큰 눈금(1칸 = 0.2초)은 300칸이 되기 때문이다.

② 큰 눈금(large squares) 이용법(그림 6-2) : 300 ÷ RR간격 사이에 있는 큰 눈금의 개수

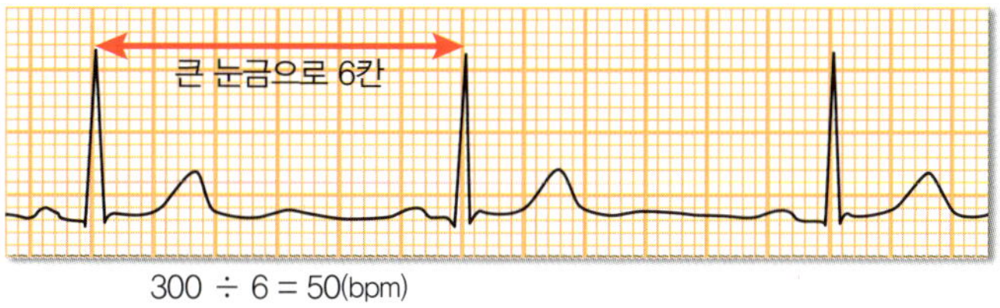

[그림 6-3] 큰 눈금 이용법

③ 60초 ÷ RR간격(sec) : 위의 심전도를 예로 들어보면, 큰 눈금 1칸 = 0.2초, RR간격은 큰 눈금 6칸이므로 1.2(초)이다. 따라서 60 ÷ 1.2 = 50(bpm)이 된다.

3 간편법(암기법)

큰 눈금 이용법에서 구한 수치를 어느 정도 암기하여 사용하는 방법이다(그림 6-4).

큰 칸의 선에 일치하는 R파를 가능하면 시작점(기준점)으로 정하고, 그 다음 R파가 첫 번째 칸에 걸리면 심박수는 300회, 두 번째 칸에 걸리면 150회, 세 번째 칸에 걸리면 100회, 네 번째 칸에 걸리면 75회, 다섯 번째 칸에 걸리면 60회 등으로 어느 정도 암기하는 방법이다. 임상에서는 300, 150, …, 50까지는 주로 암기하여 사용하는 경우가 많다.

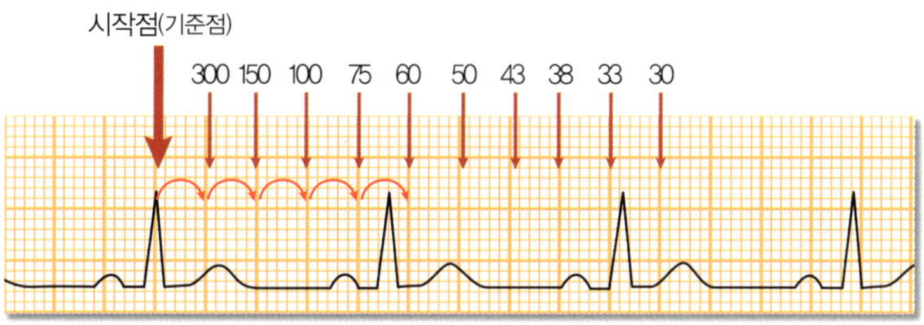

[그림 6-4] 간편법

02 리듬

1 리듬의 규칙성 확인하기

심조율기록지(rhythm strip)에 기록된 유도를 관찰(II 유도 또는 V1)하여 RR간격(또는 PP간격)이 규칙적(regularity)인지 확인한다(**그림 6-5**). 가장 긴 RR간격과 가장 짧은 RR간격의 차이가 0.16초 이상일 때 부정맥(arrhythmia)으로 진단한다.

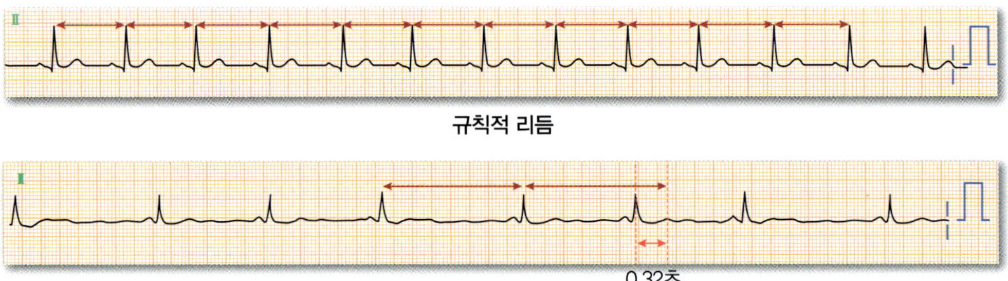

[그림 6-5] **리듬의 규칙성 확인**

2 굴리듬 확인하기

P파를 관찰하여 모양, 위치, 방향성을 통해 정상적인 굴리듬(동리듬, sinus rhythm)의 P파인지 확인한다(**그림 6-6**).

■ 굴리듬(동리듬)의 조건

① I, II, aVF 유도에서 양성(상향)이고, aVR 유도에서 음성(하향)이어야 한다.
[V1 유도에서는 이상성(biphasic) 파가 관찰될 수 있다.]

② P파의 높이 : 2.5mm(0.25mV) 미만

③ P파의 폭 : 0.12초(120msec) 미만

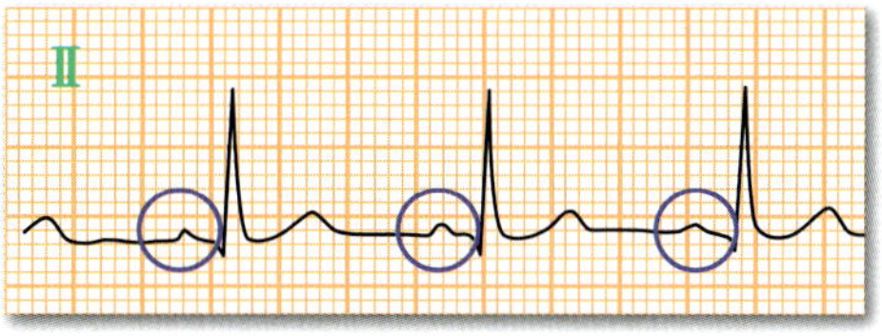

굴리듬(동리듬, sinus rhythm)

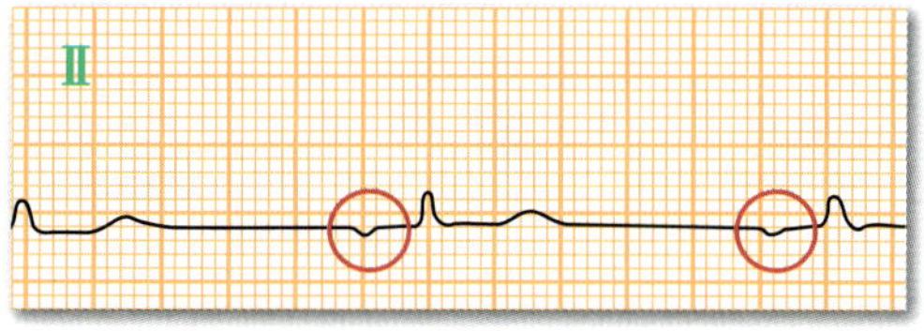

딴곳리듬(이소성 리듬, ectopic rhythm)

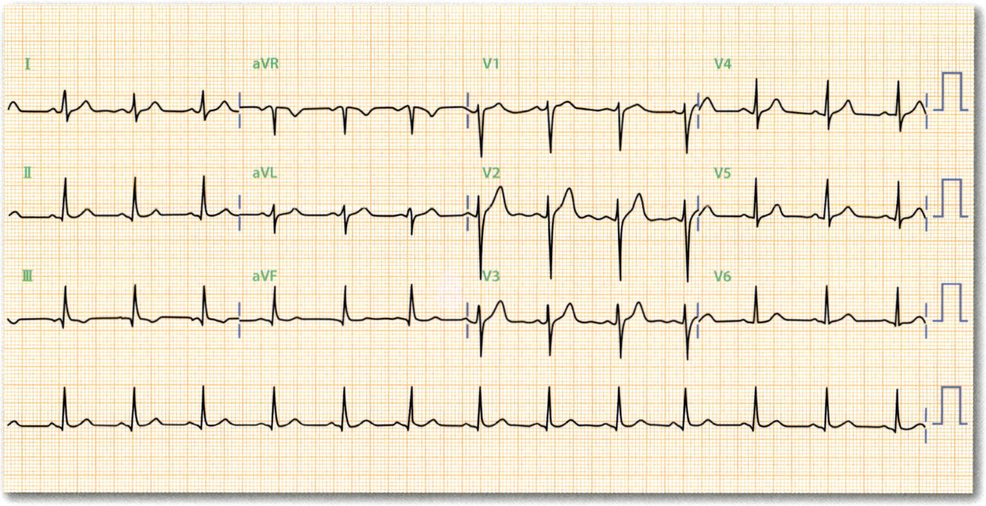

정상 굴리듬(정상 동리듬, normal sinus rhythm)

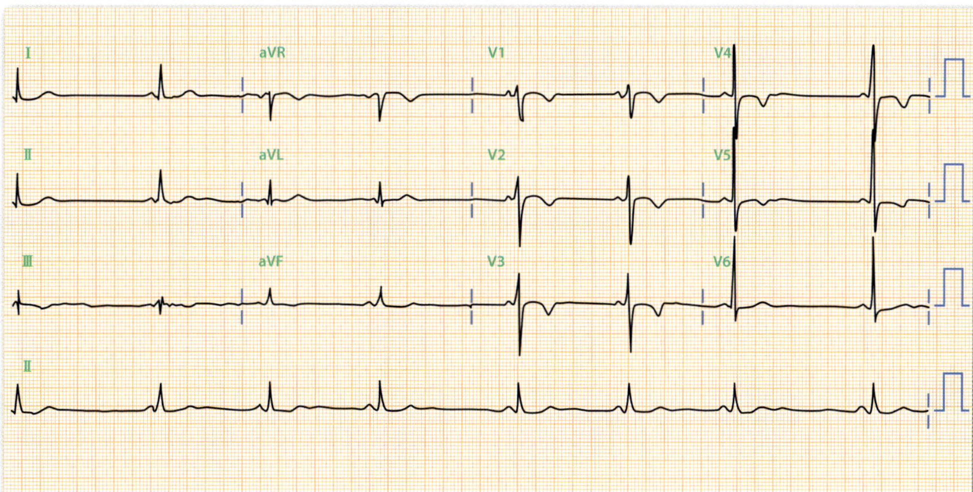

굴부정맥(동성부정맥, sinus arrhythmia)

[그림 6-6] 굴리듬 확인

03 심장의 전기축

1 심장의 전기축이란?

심장의 전기축(cardiac electrical axis)이란 심장근육이 탈분극(depolarization)하는 동안 발생하는 전류의 크기와 방향을 말한다(vector). 즉, 심장에서 전기자극이 퍼져나가는 평균적인 방향성이라고 할 수 있다.

심장의 전기축은 표준팔다리유도(사지유도)에서 측정하는데, P파나 QRS군의 전기축을 측정함으로써 심방이나 심실의 탈분극파(흥분파) 진행방향을 알 수 있고, 이를 통해 탈분극을 일으킨 자극의 기원(origin)을 추정할 수 있다. 또, 탈분극파의 강도는 근육층이 두꺼운 왼심실(좌심실)이 오른심실(우심실)보다 더 세기 때문에 탈분극파의 진행방향(전기축, axis)은 굴심방결절(동결절, SA node)이 있는 오른심실의 위쪽에서 시작하여 근육층이 가장 두꺼운 왼심실 끝부분을 향하게 된다. 즉, 정상적인 심장 전기축의 방향은 오른쪽 위 → 왼쪽 아래가 된다(**그림 6-7**).

심장 전기축의 특성은 심장근육의 비대가 있는 쪽으로 향하는 경향이 있고, 심장근육의 경색이 있는 쪽과는 반대로 향하는 경향이 있다. 그러므로 전기축을 잘 이해하고 있으면 심장에 관한 여러 유용한 정보를 얻을 수 있다. 다만, 주의하여야 할 점은 심전도의 전기축이 실제 심장의 해부학적인 부분과 반드시 일치하는 것은 아니므로 이를 고려하여 판단하여야 한다.

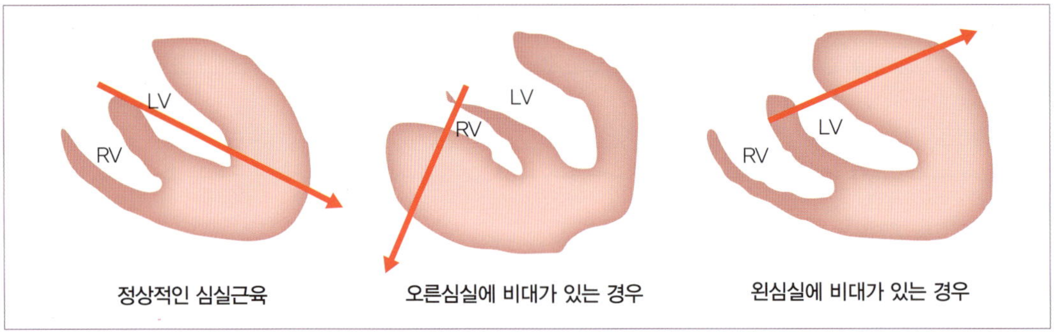

[그림 6-7] 심장의 전기축

2 축편위와 측정방법

6방향축을 사분면으로 나누어서 탈분극의 진행방향(즉, 전기적 흐름의 방향성)이 사분면의 어느 쪽을 향하느냐에 따라 축편위(axis deviation)를 결정한다. 전기축의 정상범위나 축편위에 대한 기준은 다양하지만, 일반적으로는 다음의 기준을 따른다(그림 6-8).

축 범위	영역
0° ~ +90°	정상 전기축(normal axis)
0° ~ −90°	왼축편위(좌축편위, left axis deviation, LAD)
+90° ~ ±180°	오른축편위(우축편위, right axis deviation, RAD)
−90° ~ ±180°	극단적인 왼축 또는 오른축편위(extreme axis)

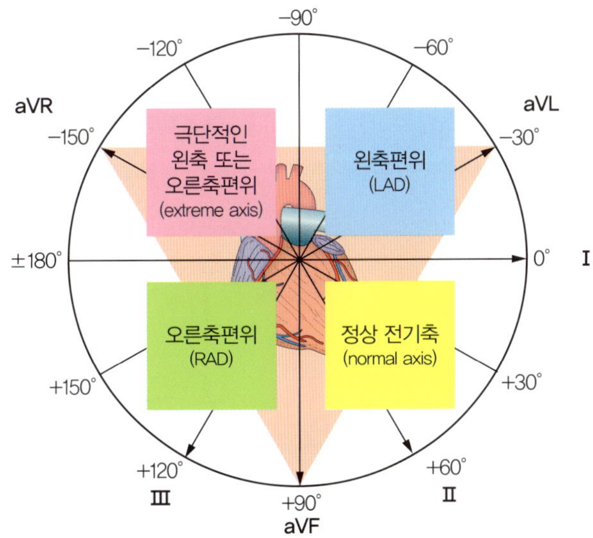

[그림 6-8] 축편위에 대한 기준

QRS 전기축을 측정하는 방법도 여러 가지가 알려져 있는데 임상에서 가장 손쉽게 이용하는 방법 중 하나는 I 유도와 aVF 유도에서 QRS군의 방향성을 이용하여 측정하는 방법이다(그림 6-9).

① 정상범위

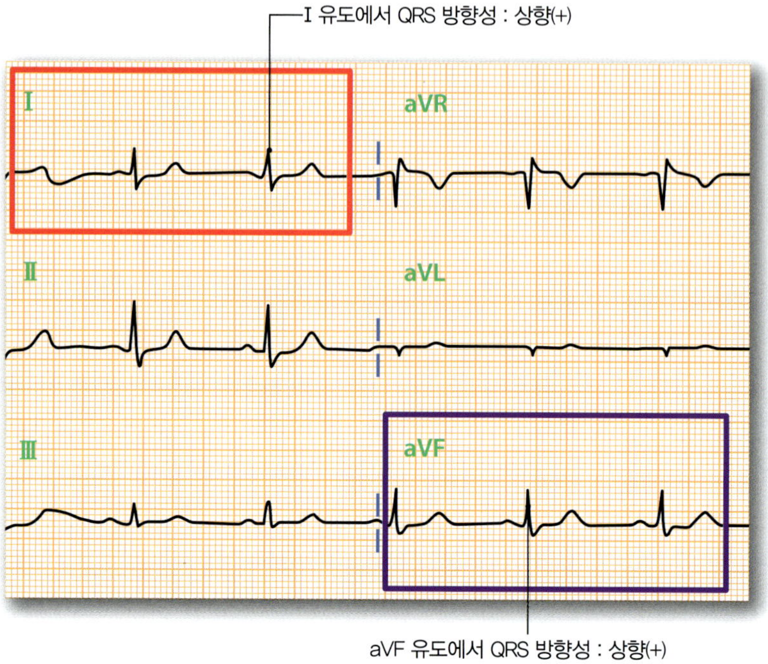

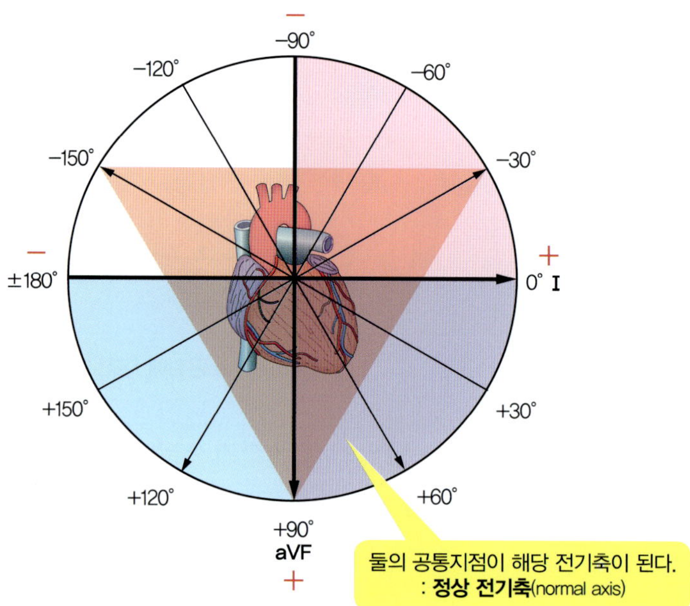

[그림 6–9] 전기축 측정방법(계속)

② 왼축편위

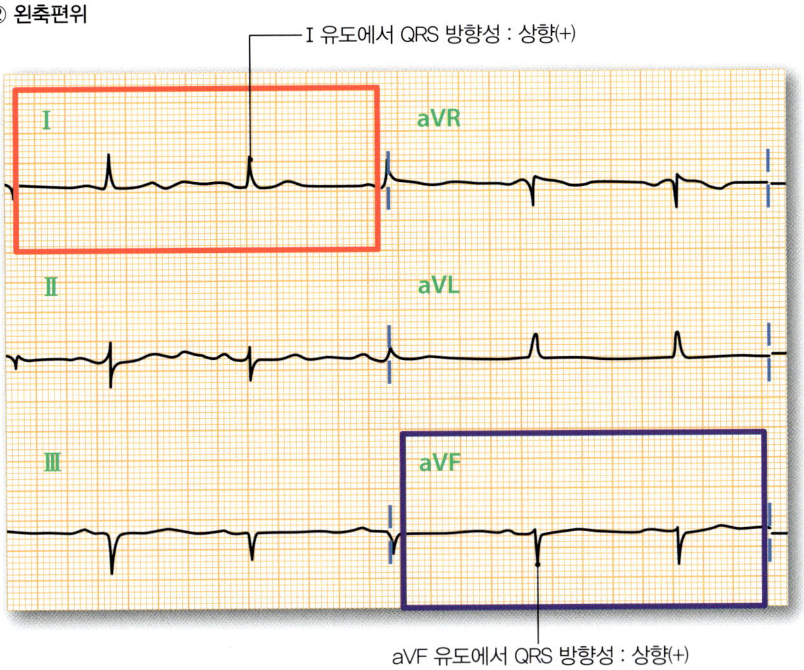
I 유도에서 QRS 방향성 : 상향(+)
I
aVR
II
aVL
III
aVF
aVF 유도에서 QRS 방향성 : 상향(+)

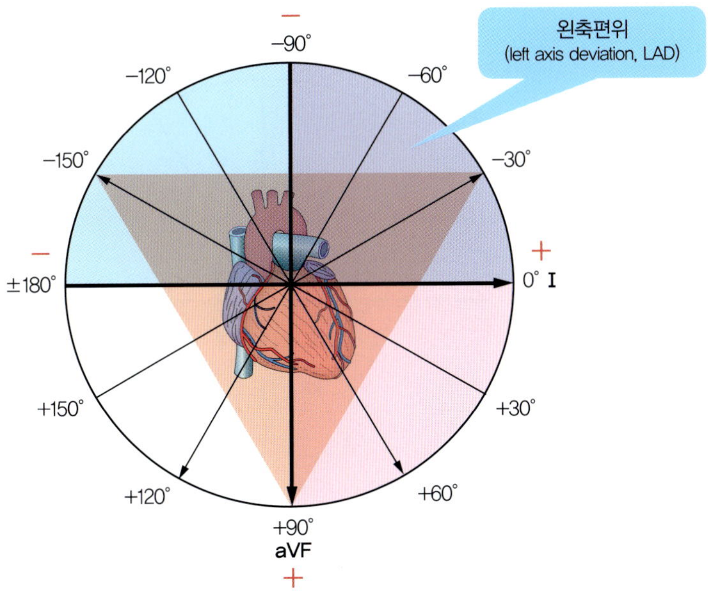
왼축편위
(left axis deviation, LAD)
−
−90°
−120°
−60°
−150°
−30°
−
+
±180°
0° I
+150°
+30°
+120°
+60°
+90°
aVF
+

③ 오른축편위

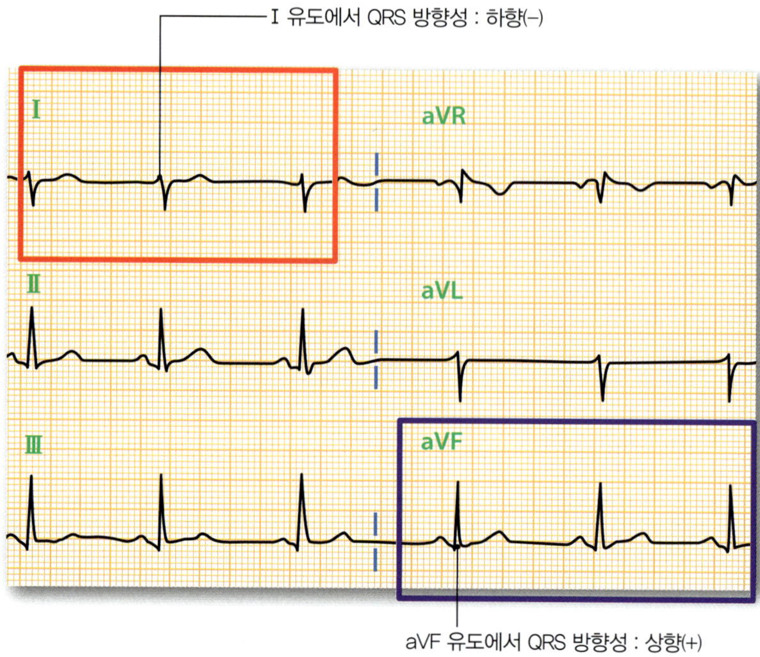

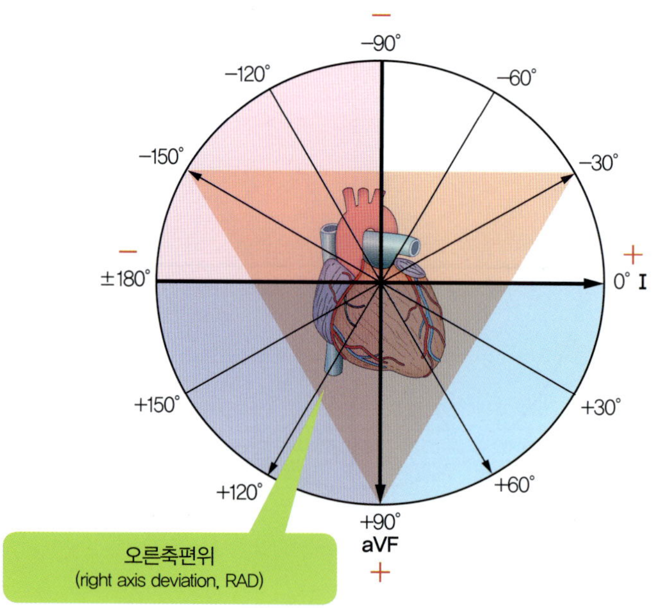

[그림 6-9] 전기축 측정방법(계속)

④ 극심한 축편위

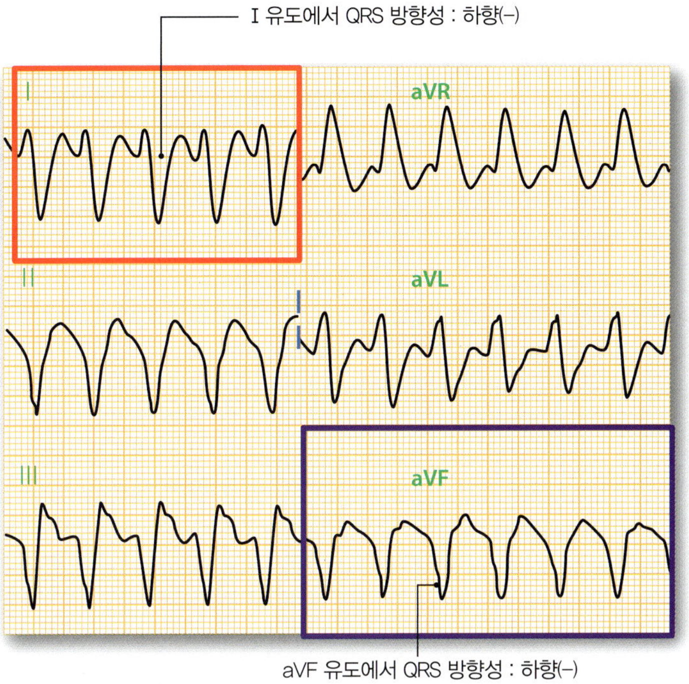
I 유도에서 QRS 방향성 : 하향(–)
I
aVR
II
aVL
III
aVF
aVF 유도에서 QRS 방향성 : 하향(–)

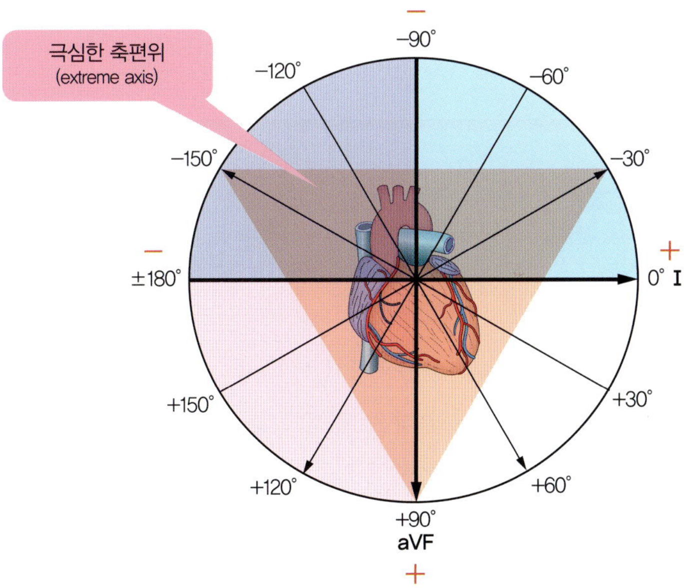
극심한 축편위
(extreme axis)
–
–90°
–120°
–60°
–150°
–30°
–
±180°
+
0° I
+150°
+30°
+120°
+60°
+90°
aVF
+

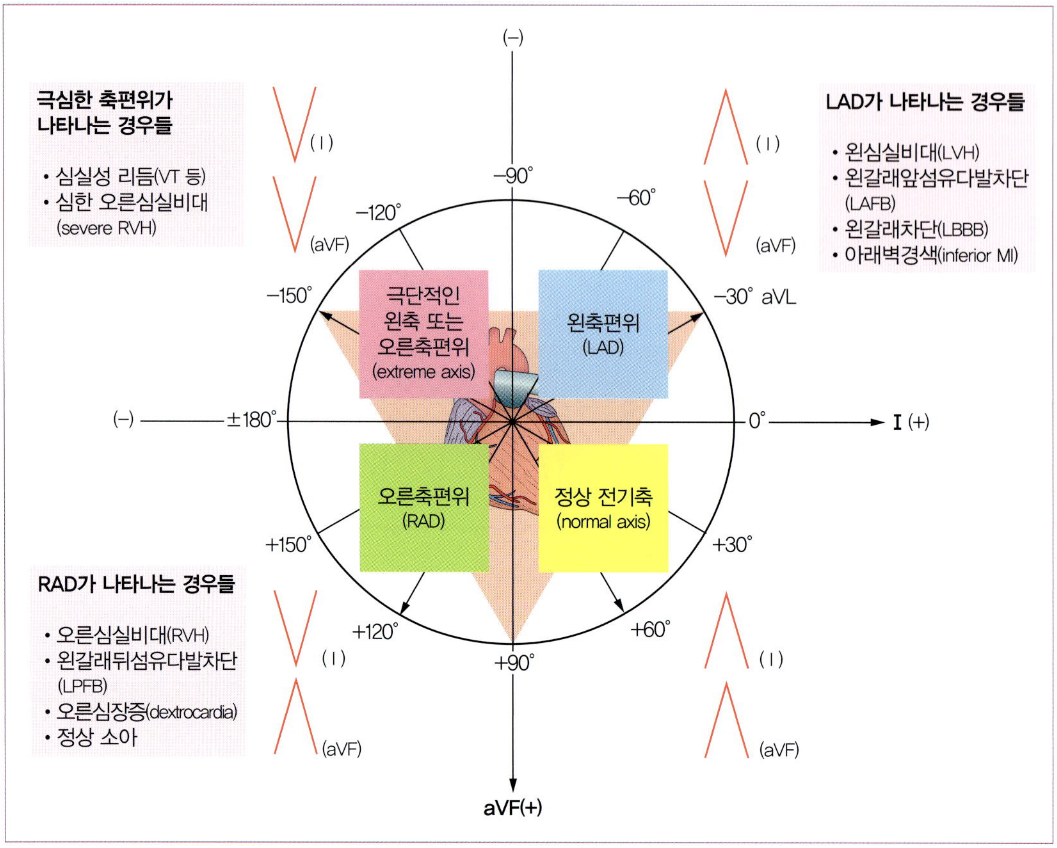

[그림 6-9] **전기축 측정방법**

04 심장축의 회전

심장의 긴축(장축)회전은 심장끝(심첨부, apex of heart)에서 심장바닥(심장저부, base of heart)을 올려 보거나 가로막(횡격막, diaphragm) 아래에서 심장을 올려다 볼 때 심장이 어느 방향으로 회전하는지를 보는 것(**그림 6-10**)으로, 심전도의 가슴유도(흉부유도)에서 이행대(transitional zone)가 어느 유도에 나타나는지에 따라 시계방향회전(clockwise rotation)과 반시계방향회전(counter clockwise rotation)으로 표현한다. 다만, 심장의 회전 역시 전기축과 마찬가지로 실제 해부학적 회전이나 위치와 항상 일치하는 것은 아니며, 비정상 상태를 의미하는 것도 아니다.

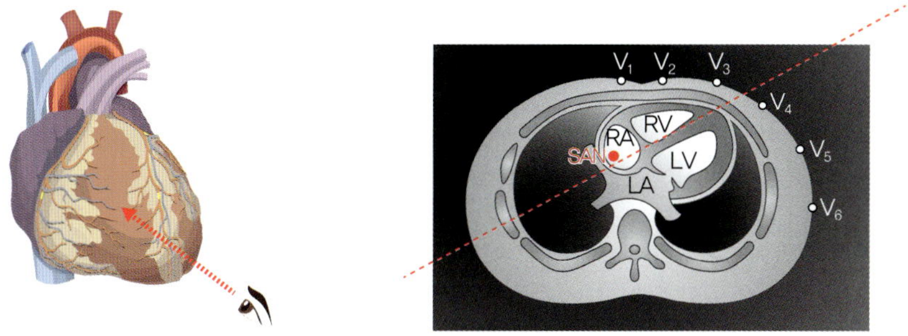

[그림 6-10] 심장의 회전

가슴유도(흉부유도)의 이행대(transitional zone, **그림 6-11**)는 QRS군의 R파와 S파의 비율이 같은 부위를 말하며, 정상인 경우 심실사이막(심실중격, interventricular septum) 유도인 V3이나 V4에서 관찰된다. 만일 R파와 S파가 정확히 같은 비율을 보이는 파형이 없다면 R과 S의 비가 1:1에 가장 가까운 파형을 찾는다.

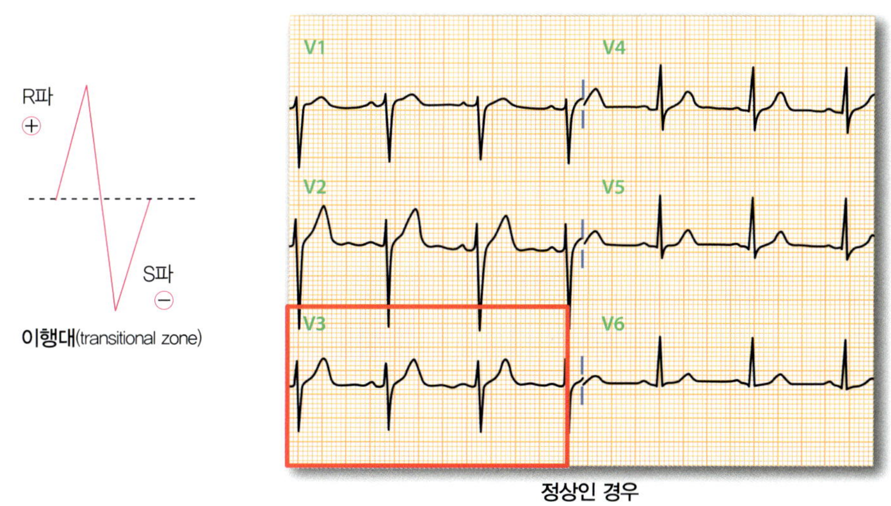

[그림 6-11] 가슴유도(흉부유도)의 이행대(계속)

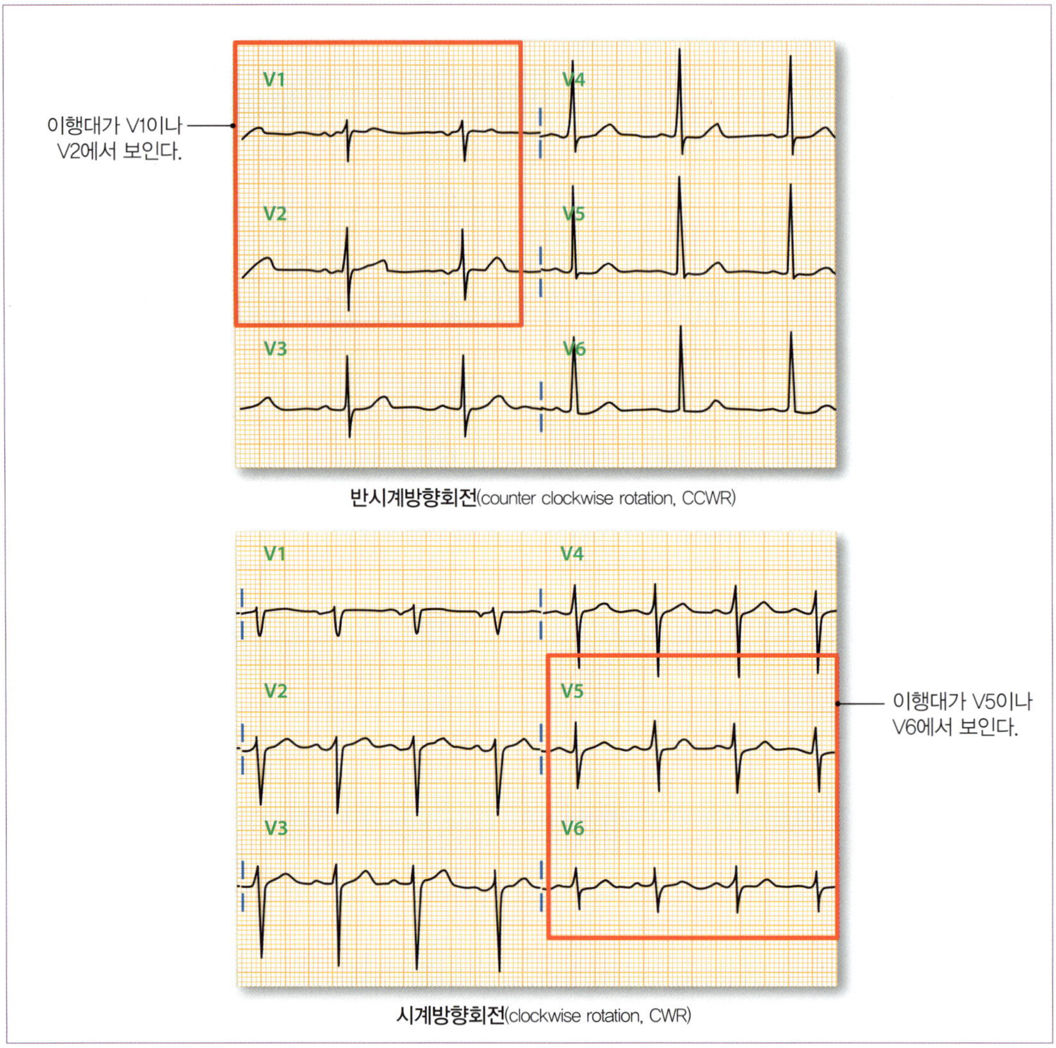

[그림 6-11] 가슴유도(흉부유도)의 이행대

• ELECTROCARDIOGRAM •

제7장

정상 심전도의 특징

1. 정상 심전도
2. 소아 심전도
3. 심전도에 영향을 줄 수 있는 요인들

학습요약

- 정상굴리듬(NSR)이란 굴심방결절에서 60~100회/분으로 전기자극을 규칙적으로 생성하여 자극전도계를 통해 정상적으로 자극을 전도함으로써 박동되고 있는 심장의 리듬(율동)을 말한다.
- 소아 심전도는 성인보다 심장박동수가 빠르고, 파형이 크고 좁으며, 어릴수록 오른축편위를 보이는 경우가 많다. 소아는 월령대별로 정상기준치가 다르므로 월령대별 기준치를 참고하여 판독해야 한다.

01 정상 심전도

1 정상 심전도의 일반적 특징

정상인의 심전도는 여러 요인에 의해(연령, 성별, 운동, 흡연, 약물복용, 긴장이나 불안 등) 달라지는 경우가 많고, 기록 당시 잠깐(약 10초)의 심장상태를 보여주는 것이기 때문에 심전도 소견만으로 정상(normal)과 비정상(abnormal)을 감별하기 어려운 경우가 많다.

1) 팔다리유도(사지유도, limb lead)

- aVR : P, QRS, T파 모두 음성(하향)
- I, II, III : QRS 양성(상향), T파 및 P파도 대개 양성(상향)
- 보통 II 유도에서 파형의 크기 최대(II = I + III)
- 전기축 : 0~90도 사이
- ST분절 : 바탕선 위에 있다(isoelectric).

2) 가슴유도(흉부유도, precordial or chest lead)

- V1, V2 : R파 작고 S파 깊다(rS형).
- V3, V4 : 이행대(trnasitional zone)가 보인다.
- V5, V6 : R파가 크고 S파가 작다(Rs, qR, qRs형).
- T파 : V1을 제외한 모든 유도에서 양성(상향)
- ST분절 : 바탕선 위에 있다(isoelectric).

2 정상굴리듬이란?

정상굴리듬(정상동리듬, normal sinus rhythm, NSR)이란 굴심방결절(동결절, sinus node)에서 발생된 전기자극이 자극전도계를 통해 정상적으로 심장세포 전체를 탈분극시킴으로써 심장이 정상적으로 박동되는 상태를 말한다. 자극을 만들고 전달하는 모든 과정 중에서 어느 한 가지라도 정상 조건에서 벗어나게 되면 정상굴리듬이라고 할 수 없으며, 넓은 의미에서 이를 부정맥(arrhythmia)이라고 한다.

심전도 판독은 의사의 업무이지만, 올바른 심전도의 기록과 응급상황에 대한 적절한 대처를 위해서는 검사자가 심전도 판독에 대한 최소한의 지식을 가지고 있어야 하며 정상굴리듬의 조건들을 반드시 이해하고 있어야 한다.

정상굴리듬(정상동리듬, normal sinus rhythm, NSR)이 되려면

- 굴심방결절(동결절, sinus node)에서 60~100회/분의 빈도로 규칙적으로 전기자극을 생성할 것
- 생성된 자극은 자극전도계(conduction pathway)를 따라 심방 → 방실결절 → 심실의 순서로 정해진 시간 안에 빠짐없이(차단 없이) 규칙적으로 전달할 것

3 정상굴리듬의 조건(그림 7-1)

- 리듬 : 규칙적
- 심장박동수 : 60~100회/분
- P와 QRS의 상호관계 : 1개의 P파 뒤에는 반드시 1개의 QRS군이 뒤따라야 한다.
- PR간격 : 0.12~0.2초(120~200msec) 이내로 일정하다.
- P파 : 최대 높이는 2.5mm 미만, I과 II 유도에서 양성(상향), V1 유도에서 이상성(biphasic)이며, 나머지 유도에서는 일정하지 않다.

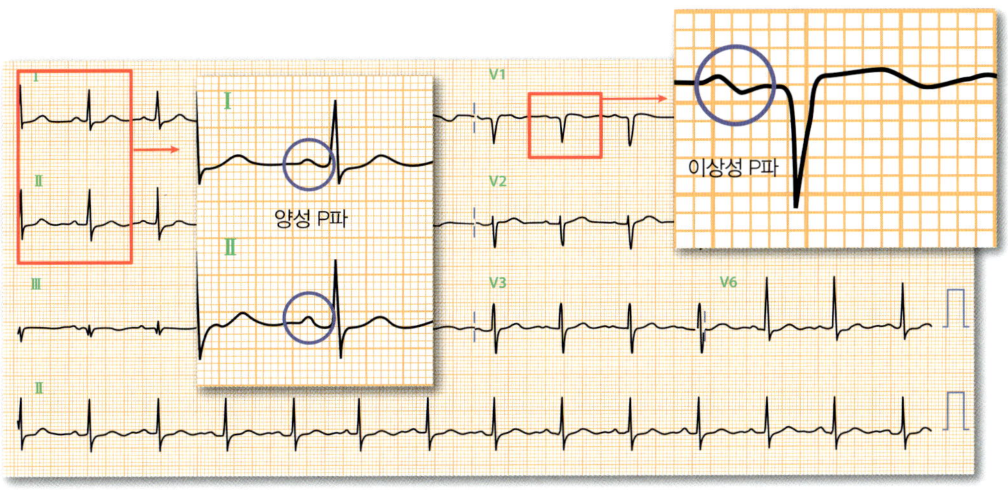

[그림 7-1] 정상굴리듬(NSR)의 조건

02 소아 심전도

1 소아 심전도의 일반적 특징(그림 7-2)

소아의 심장은 해부학적 및 생리학적으로 발육과정에 있으므로 연령에 따라 상당히 다른 심전도를 나타낸다. 연령에 따른 이러한 변화는 나이가 어릴수록 현저하며 연령에 따라 정상치가 다르므로 반드시 연령대별 정상 기준표에 준하여 판독해야 한다.

소아는 성인보다 가슴벽(흉벽, thoracic wall)이 얇고 심장과 가슴벽 사이에 허파조직이 적다. 또, 출생 시 왼심실과 오른심실의 중량비(LV/RV weight ratio)도 0.8:1로 오른심실의 중량이 다소 많기 때문에 심전도에서 다음과 같은 특징을 보인다.

- 나이가 어릴수록 상대적으로 오른심실이 우세한 소견을 보인다.
  → V1~2 : 큰 R파(tall R), V5~6 : 깊은 S파(deep S)
- 파형의 진폭(voltage, amplitude)이 크다.
- 어릴수록 오른축편위(우축편위, right axis deviation, RAD) 소견을 보인다.
- 생후 5일~5세까지, 오른쪽 가슴유도(흉부유도)에서 T파 역전(청소년 T파, juvenile T wave)을 보일 수 있다.
- 전기적 위치(electrical position)는 대개 수직 위치이다.

> **청소년 T파(juvenile T wave)**
>
> 20세를 전후하여 모든 가슴유도에서 T파가 양성이 되지만, 드물게는 V1 유도에 음성 T파가 남아있는 경우도 있다.

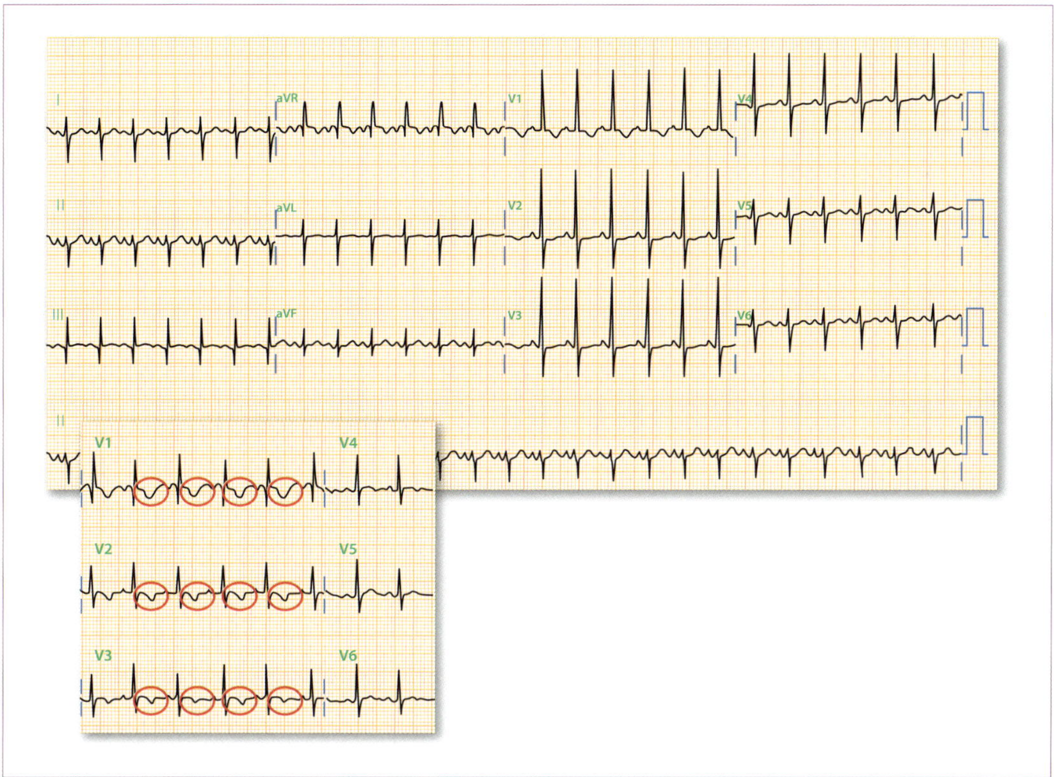

[그림 7-2] 소아 심전도의 특징(남아 / 15일)

2 소아 심전도 검사 시 고려사항

- 울거나 보채는 경우 충분히 안정시킨 후 검사한다(잠들었을 때 찍으면 더 쉽게 찍을 수 있고, 필요에 따라 진정법을 이용하여 재워서 검사하기도 한다).
- 팔다리유도(사지유도)인 경우 발목이나 손목 대신 움직임에 대한 영향이 덜한 넙다리부위(대퇴부)나 위팔(상완)을 이용할 수 있다.
- 소아용 전극을 사용한다.
- 표준12유도 외에 오른쪽 가슴유도(흉부유도)의 추가 기록을 고려한다(V3R, V4R 유도).
- 가슴유도의 진폭이 너무 커서 판독이 어려운 경우 감도를 줄여서 기록하는 것을 고려한다.
- 어릴수록 연령에 따른 변동이 심하므로 반드시 각 연령대별 정상 기준치를 참고하여 해석한다.

03 심전도에 영향을 줄 수 있는 요인들

모든 경우가 그런 것은 아니지만, 심전도는 다음의 여러 요인에 영향을 받을 수 있다는 사실을 항상 고려하여야 한다.

- **연령과 성별** : 어린이나 청소년의 경우 심장이 정상임에도 불구하고 V1~V3 유도에서 음성 T파가 나타날 수 있으며, 각 파형과 간격의 정상치가 성인과 다르다.
- **체중** : 비만하면 가슴벽(흉벽)이 두꺼워서 심전도 파형이 작게 기록되고, 지나치게 마르면 반대로 파형이 크게 기록될 수 있다.
- **식사** : 고탄수화물 식사는 세포 내로 K^+을 이동시켜 심전도에 변화를 줄 수 있다.
- **운동** : 운동 직후의 심장박동수 변화나 신체 및 심장의 산소소비율을 증가시켜 심전도에 영향을 줄 수 있으므로 검사 전 가능하면 약 10분 정도 휴식한 후 검사한다.
- **약물 복용** : 디기탈리스(digitalis; 강심제), 퀴니딘(quinidine), 프로카인아미드(procainamide) 등의 항부정맥제 등

• ELECTROCARDIOGRAM •

제8장

심장비대 심전도

1. 심방의 확장
2. 심실의 비대

학습요약

- 심장비대는 심전도에 뚜렷한 변화를 일으키지 않아서 심전도만으로는 확진이 어렵지만, 몇 가지 심장비대를 시사하는 대표적인 소견들을 익혀 둔다면 어렵지 않게 이를 예측할 수 있다.
- 대표적인 4가지 심장비대에는 오른심방확장(RAE)과 왼심방확장(LAE), 그리고 오른심실비대(RVH)와 왼심실비대(LVH)가 있다. 심방확장은 반드시 P파(심방의 탈분극파)를 주의 깊게 살펴야 하고, 심실비대는 QRS군(심실의 탈분극파)을 중심으로 유심히 살펴보아야 한다.

01 심방의 확장

심방은 오른심방(우심방, right atrium, RA)이 먼저 탈분극하고 약 0.03초 뒤에 왼심방(좌심방, left atrium, LA)이 탈분극하며, 오른심방의 탈분극은 왼심방의 탈분극이 끝나기 전에 끝난다. 정상 P파의 시작은 오른심방의 탈분극 시작과 일치하고, P파의 끝은 왼심방 탈분극의 끝과 일치한다. 심방확장은 심방비대 또는 심방과부하(atrial overload)라고도 하며, 심전도만으로는 확진이 어렵고 심장초음파를 통해 확진이 가능하다.

심방확장에는 왼심방확장(좌심방확장, left atrial enlargement, LAE), 오른심방확장(우심방확장, right atrial enlargement, RAE), 양심방확장(bi–atrial enlargement, BAE)이 있다(**그림 8–1**).

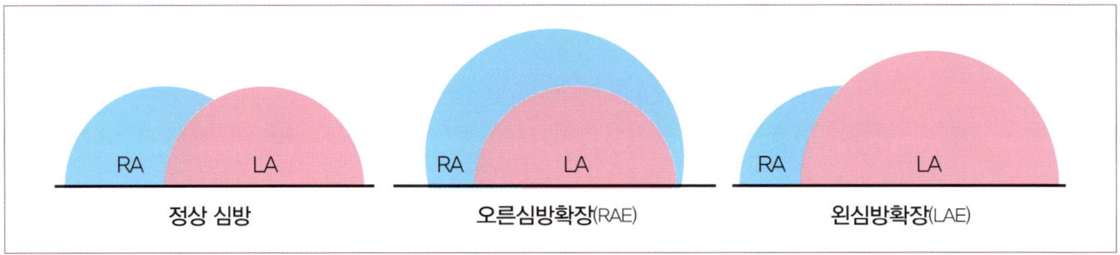

[그림 8–1] 심방확장의 종류

1 왼심방확장

왼심방확장(좌심방확장, left atrial enlargement, LAE)은 왼심방 내의 압력이 상승하거나 왼심방 내 혈액의 용량이 증가한 상태(즉, 왼심방에 부담이 생겨 왼심방의 근육 두께가 정상보다 두꺼워진 상태)인데, 주로 승모판협착증(mitral stenosis)이나 승모판역류(mitral regurgitation) 등이 있을 때 왼심방에서 왼심실로 혈액이 원활하게 유입되지 않거나 왼심실에서 왼심방으로 혈액역류가 생겨 왼심방의 용량이 증가하게 된다. 그 밖에 고혈압성 심장질환이나 심근병증(cardiomyopathy), 왼심장기능상실(좌심부전, left sided heart failure) 등이 원인이 된다.

■ 심전도의 특징적 소견(그림 8-4)

① 승모판성 P파(P-mitral)(그림 8-2)

- P파의 폭 ≧ 0.12초
- 패임(notch) 모양은 최고점(peak) 사이가 0.04초 이상일 경우 의미가 있다.
- Ⅱ 유도에서 관찰 가능함

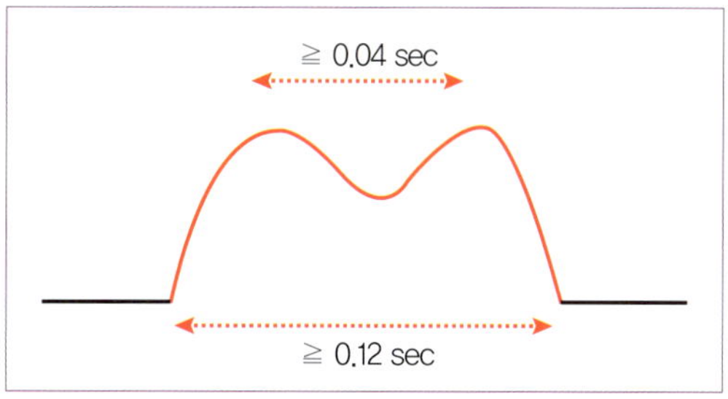

[그림 8-2] 승모판성 P파

② 이상성 P파(P-terminal force)(그림 8-3)

- V1에서 이상성 P파 ≧ 0.04

  (a x b) ≧ 0.04

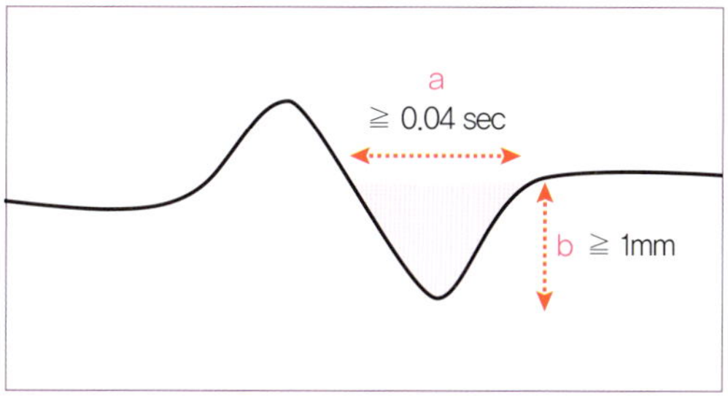

[그림 8-3] 이상성 P파

> **이상성 P파(P-terminal force)란?**
>
> V1에서 이상 P파의 음성(하향, negative) 부분을 뜻하는데, 음성 부분의 폭(sec) × 깊이(mm)로 계산한다.

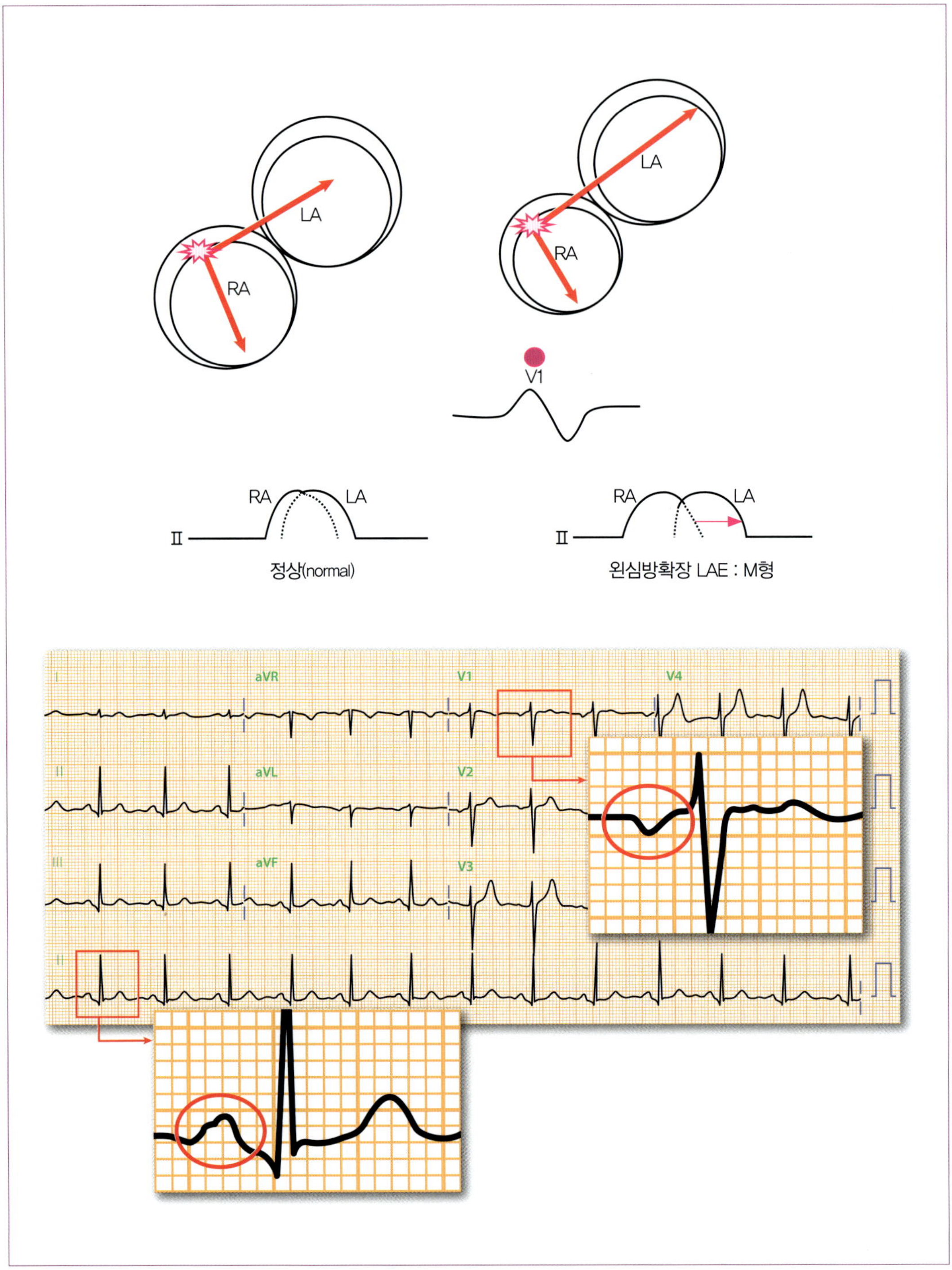

[그림 8-4] 왼심방확장(LAE)과 그 심전도

2 오른심방확장

오른심방확장(우심방확장, right atrial enlargement, RAE)은 오른심방 내의 압력이 상승하거나 오른심방 내의 혈액 용량이 증가한 상태(즉, 오른심방에 부담이 생겨 오른심방의 근육 두께가 정상보다 두꺼워진 상태)로, 주로 폐기종(emphysema), 폐섬유증(fibroid lung) 등의 만성 허파질환이 있는 경우 허파의 이상으로 허파동맥의 혈관저항이 증가하면서 오른심실의 부하가 되고 그것이 다시 오른심방에도 영향을 주게 되는 경우가 많다. 그 밖에 심방사이막결손(심방중격결손, atrial septal defect), 폐동맥판협착증(pulmonary stenosis), 폐경색증(pulmonary infarction), 폐동맥고혈압(pulmonary hypertension) 등이 원인이 된다.

■ 심전도의 특징적 소견(그림 8-6)

① 허파성 P파(P-pulmonale)(그림 8-5)

- II, III, aVF에서 뾰족한 P파 : 진폭(높이, voltage) > 2.5mm
- V1에서도 뾰족한 P파나 이상성(biphasic) 또는 하향의 P파

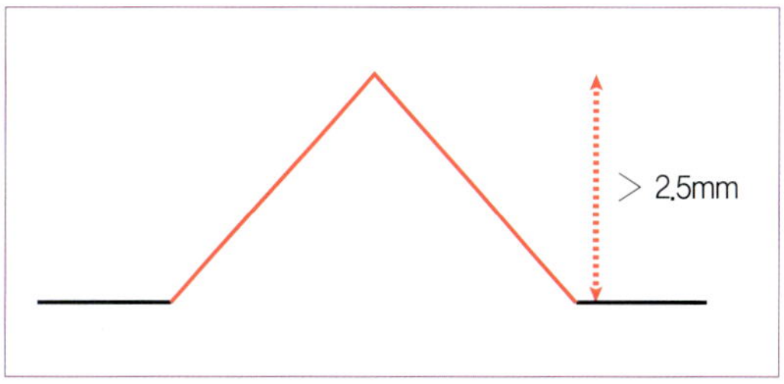

[그림 8-5] 허파성 P파

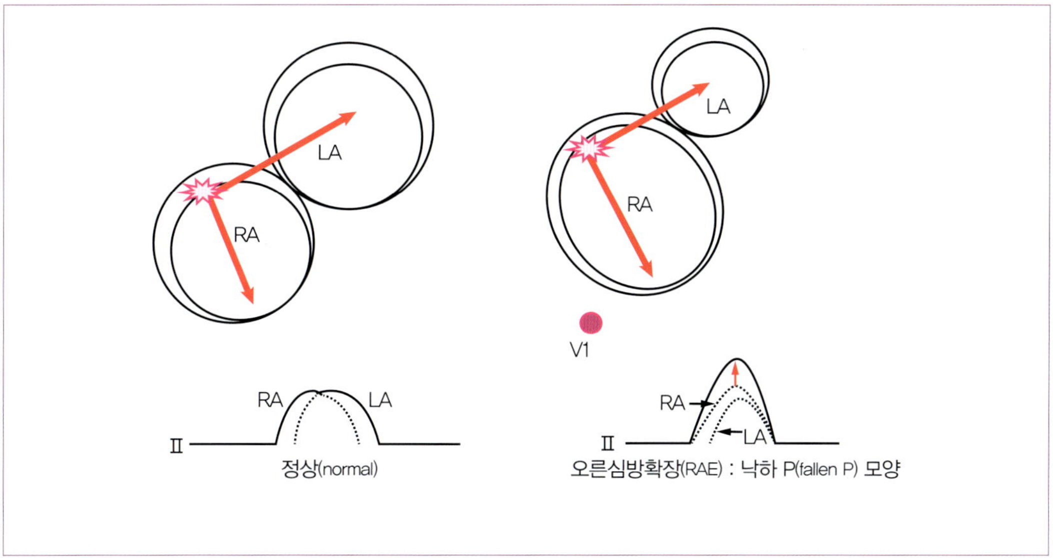

[그림 8-6] 오른심방확장(RAE)과 그 심전도(계속)

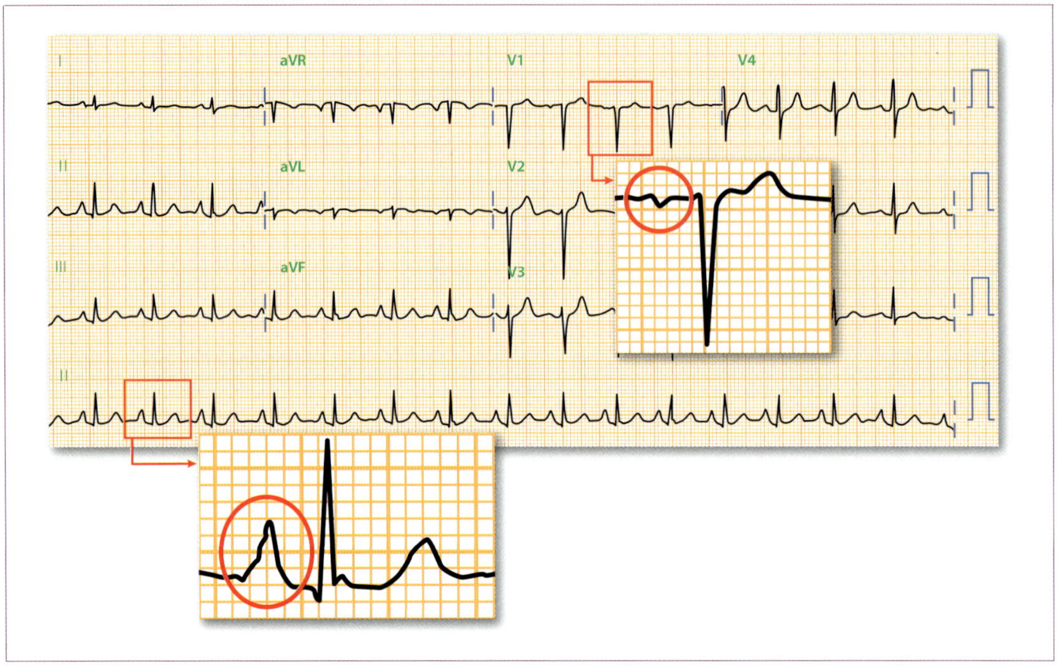

[그림 8-6] 오른심방확장(RAE)과 그 심전도

왼심방확장과 오른심방확장의 심전도 비교

	정상 P	LAE	RAE
II	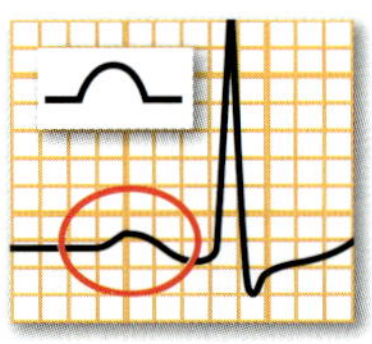	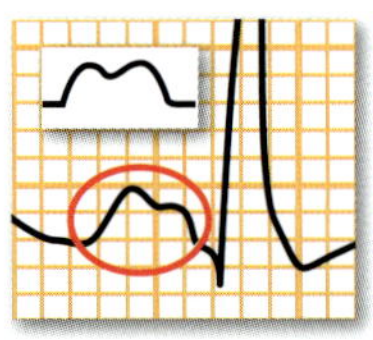	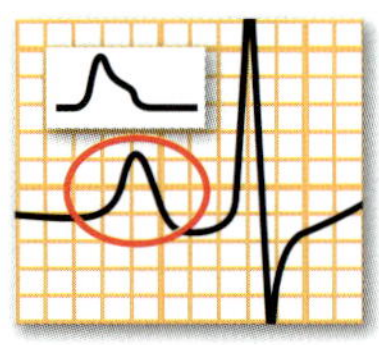
V1	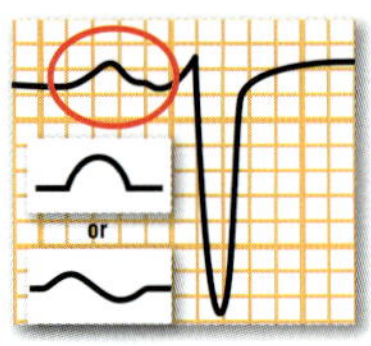	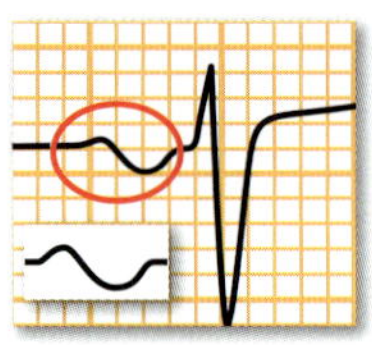	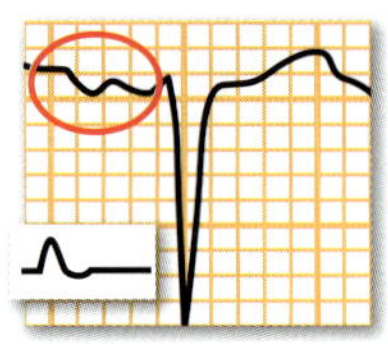

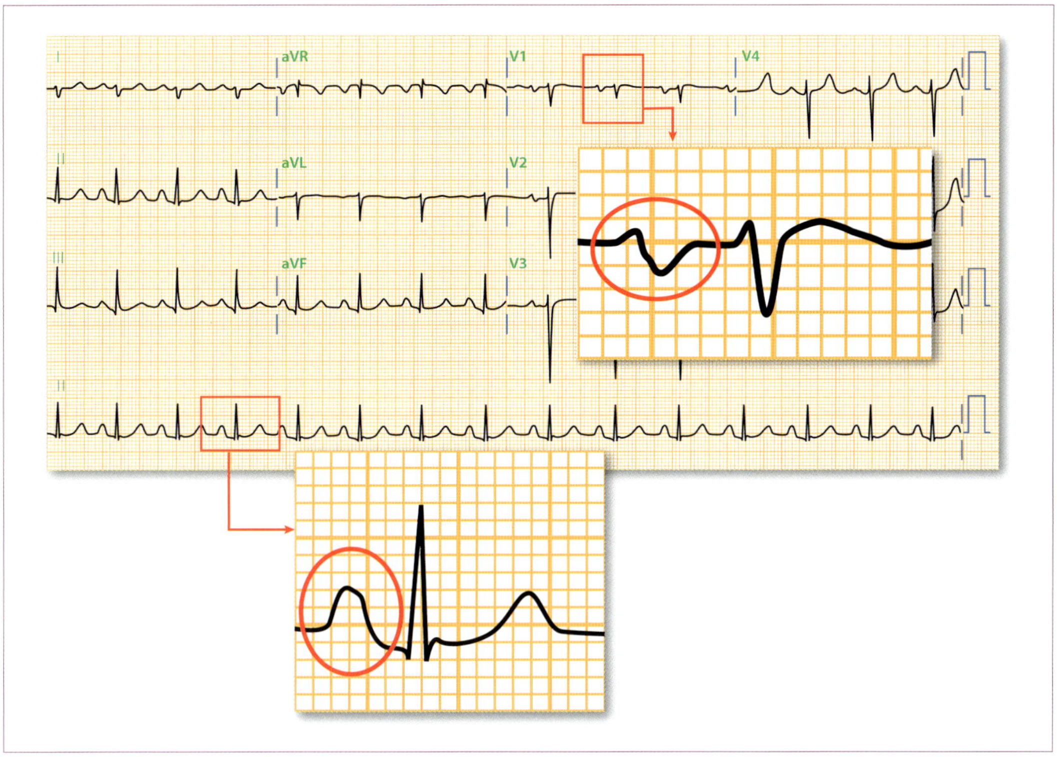

[그림 8-7] 양심방확장(BAE)의 심전도

02 심실의 비대

심실비대는 심실의 압력이나 용량이 장기간 동안 과부하되면서 심실이 비대하거나 확장한 상태를 말하며, 심방확장과 마찬가지로 심전도만으로 확진하기는 어렵지만, QRS군의 변화로 파악할 수 있다.

심실비대에는 왼심실비대(좌심실비대, left ventricular hypertrophy, LVH), 오른심실비대(우심실비대, right ventricular hypertrophy, RVH), 양심실비대(bi-ventricular hypertrophy, BVH)가 있다.

심실근육이 비대해지면 다음과 같은 특징적인 심전도 변화가 나타난다.

- 심장근육이 비대해지면 심실의 근육양도 증가되어 QRS의 높이(voltage)가 증가한다.
- 심장근육이 비대해지면 심장근육이 두꺼워지고 심실흥분시간이 연장되어 QRS의 폭(duration)이 넓어지고, 심실활성시간(VAT)도 증가한다.
- 심실근육이 비대해진 만큼 혈관의 확장이 따라주지 못하여 초기에 심장속막(심내막)에 허혈성(ischemic) 변화를 일으키고, 시간이 더 경과하면 섬유화(fibrosis)를 일으켜 ST분절이 하강한다(ST depression).
- 재분극에 문제가 생기면서 R파가 높은 유도에서 T파는 역위한다(T wave inversion).

1 왼심실비대

왼심실비대(좌심실비대, left ventricular hypertrophy, LVH)는 왼심실 내의 압력이 상승하거나 혈액 용량이 증가한 상태로, 심기전력이 정상 이상으로 왼쪽으로 치우쳐 향하게 되고, 왼심실벽이 두꺼워져서 왼심실 쪽에 위치하는 유도에서 큰 R파를 만들게 된다. 고혈압, 대동맥판협착증(aortic stenosis), 대동맥판역류(aortic regurgitation), 심실사이막결손(심실중격결손, ventricular septal defect) 등을 원인으로 한다.

■ 심전도의 특징적 소견(그림 8-8, 8-9)

① QRS파

- V5, V6 : 높은 R파(26mm 이상)
- 폭이 비교적 넓다(0.1 ~ 0.11초).
- V1, V2 : R파는 작고(small r), S파는 깊다(deep S).

② ST분절, T파

- V5, V6 : ST는 하강(ST depression), T파는 역위(T inversion)

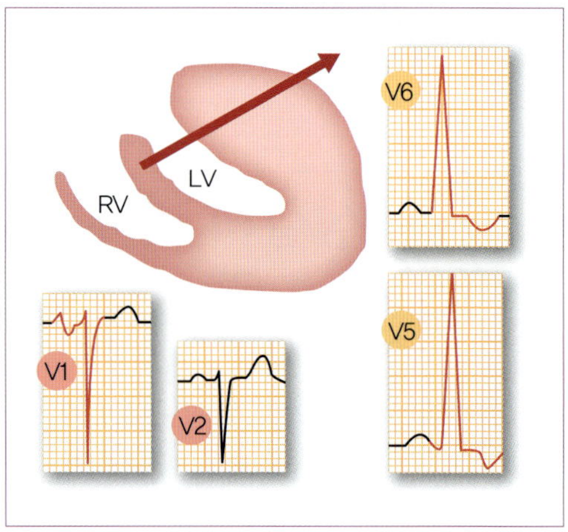

[그림 8-8] 왼심실비대의 특징적 소견

③ 왼축편위(LAD, −30° 이상)

④ 왼심방확장(LAE ; V1에서 P-terminal force ≧0.04)

■ 왼심실비대 진단기준

① Romhilt – Estes법

- 팔다리유도에서 R이나 S의 크기 ≧ 20mm
  (혹은 SV1~2나 RV5~6 ≧ 30mm) …………………………………………… 3점
- 왼심실 긴장
  디기탈리스(digitalis) 복용 안 한 상태 ……………………………………… 3점
  디기탈리스 복용 중 …………………………………………………………… 1점
- 왼심방확장(LAE : V1에서 P–terminal force ≧ 0.04) ……………………… 3점
- 왼축편위(LAD ≧ −30°) ……………………………………………………… 2점
- QRS폭 ≧ 0.09초 ……………………………………………………………… 1점
- V5~6의 심실활성시간(VAT ≧ 0.05초) ……………………………………… 1점

→ 총 13점 중 **5점 이상일 때 왼심실비대**, **4점은 왼심실비대의증**(probable)으로 진단한다.

② Sokolow – yon법

- SV1 + RV5~6 > 35mm(혹은 RV5~6 > 26mm)

③ Cornell법

- RaVL + SV3 : 여자 > 20mm , 남자 > 28mm

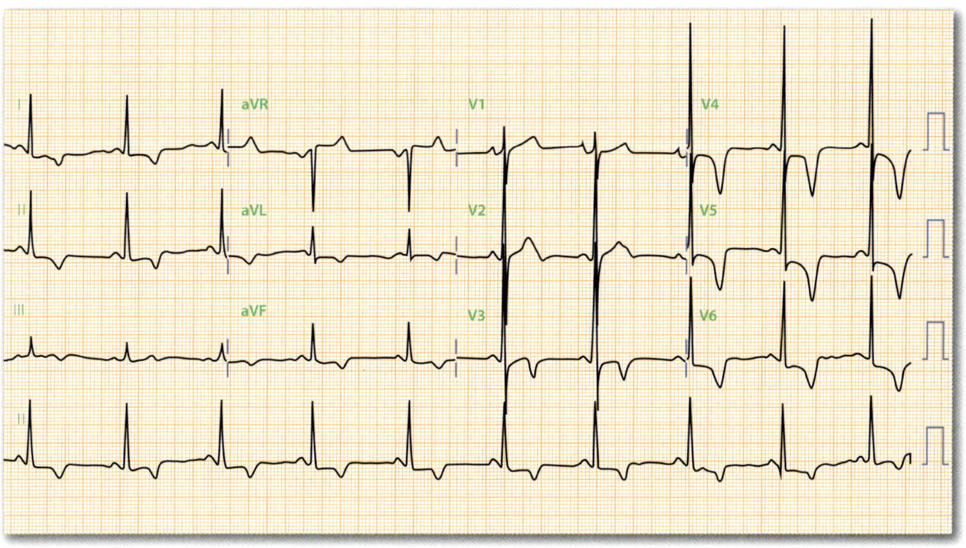

[그림 8–9] 왼심실비대(LVH)의 심전도

QRS의 높이(voltage)를 증가시키는 원인은 심실의 비대 외에도 35세 이하이거나 발열, 갑상샘 항진증(갑상선기능항진증, thyrotoxicosis), 마른 체형 등 여러 요인이 있으므로 QRS의 높이 증대만으로 심실비대를 진단해서는 안 되는 사실에 주의해야 한다!

2 오른심실비대

오른심실비대(우심실비대, right ventricular hypertrophy, RVH)는 오른심실 내의 압력이 상승하거나 혈액 용량이 증가한 상태인데, 정상 성인에서 왼심실벽이 오른심실벽보다 약 3배 정도 두껍기 때문에 오른심실비대의 심전도 소견이 나타나려면 오른심실이 상당히 비대해 있어야 한다는 것을 의미한다. 심전도에서 오른심실 쪽에 위치하는 유도에서 큰 R파를 만들게 된다(**그림 8-12**). 주요 원인으로는 폐동맥판협착증(pulmonary stenosis), 원발성 폐동맥고혈압(primary pulmonary hypertension), 폐성심(cor pulmonale), 폐동맥판역류(pulmonic regurgitation), 삼첨판역류(tricuspid regurgitation) 등이 있다.

■ 심전도의 특징적 소견(그림 8-10, 8-11)

① QRS파

- V5, V6 : 깊은 S파(deep S)
- 폭이 비교적 넓다(0.1 ~ 0.11초).
- V1, V2 : 높은 R파(≧7mm)

② ST분절, T파

- V1, V2 : ST 하강(ST depression), T파 역위(T inversion)

③ 오른축편위(RAD : +90° ~ +180°)

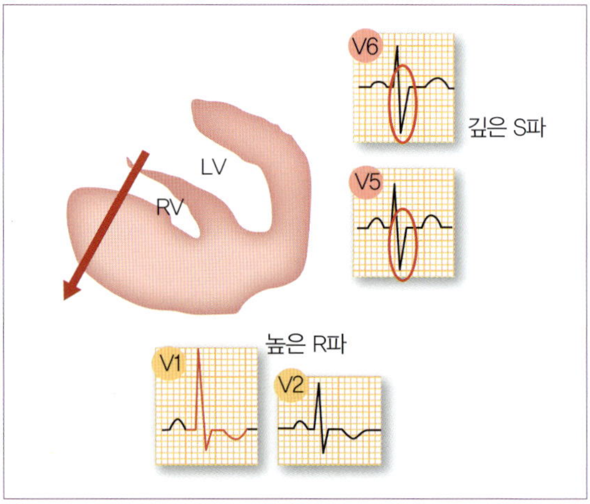

[그림 8-10] 오른심실비대의 특징적 소견

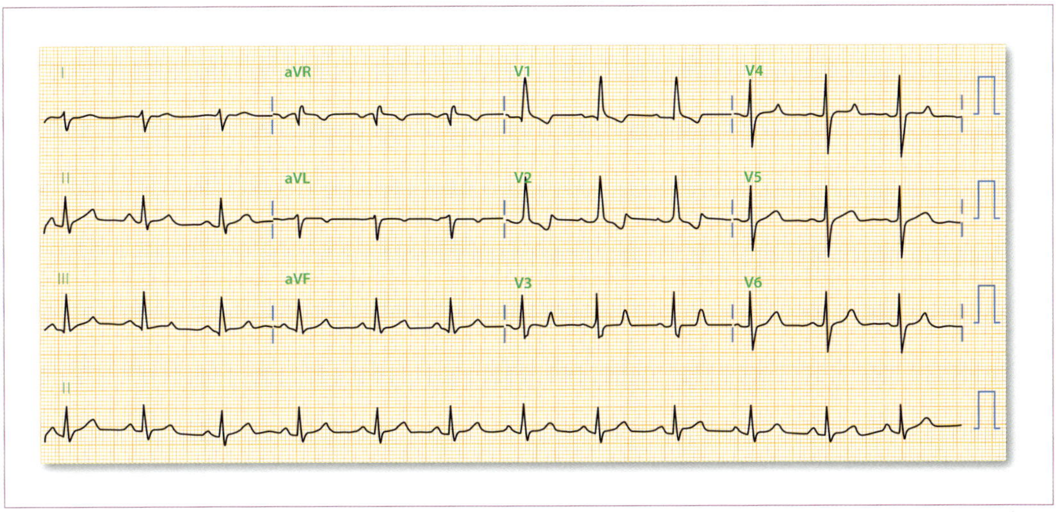

[그림 8-11] 오른심실비대(RVH)의 심전도

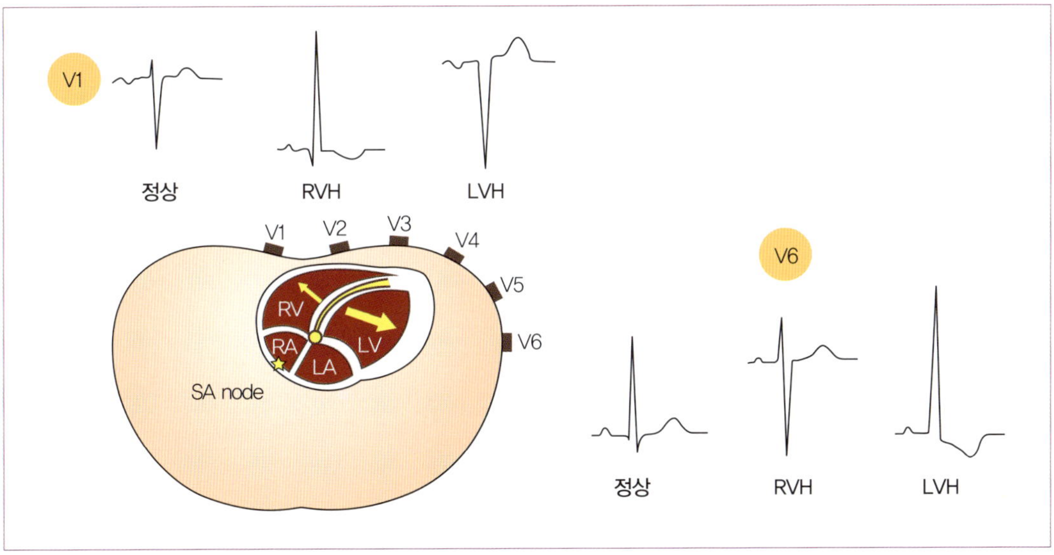

[그림 8-12] 심실비대 시 V1과 V6 유도에서의 파형 특징

심장의 확장과 비대

RAE

- Ⅱ, Ⅲ, aVF : 허파성 P파

LAE

- P파 폭 ≧ 0.12초
- Ⅱ: 승모성 P파(Notch)
- V1 : 이상성 P파 ≧ 0.04

RVH

- RAD
- V5, V6 : 깊은 S파(rS)
- V1, V2 : 높은 R파(≧7mm)
- V1~V3 : ST 하강, T파 역위

LVH

- LAD
- LAE
- V5, V6 : 높은 R파(≧ 26mm)
- V5, V6 : ST 하강, T파 역위
  V1 S파 + V5 R파 ≧ 35mm

• ELECTROCARDIOGRAM •

제9장

심장동맥질환 심전도

1. 심근허혈
2. 심근경색

학습요약

- 심장동맥(관상동맥)질환은 심장근육에 직접적으로 에너지(혈액, 산소, 영양분)를 공급하는 심장동맥(관상동맥)의 협착이나 폐쇄로 인해 해당 부위의 심장근육에 허혈, 손상 또는 괴사가 일어나는 상태를 말하는데, 심장동맥질환의 가장 흔한 임상 및 심전도 소견은 심근허혈과 심근경색이다.
- 심근허혈과 심근경색의 심전도 변화는 ST분절과 T파의 변화가 중심이 되며, 급성 심근경색의 경우는 발생 즉시 빠른 처치가 절대적으로 필요한데, 심전도에서 ST분절의 상승, 관상 T파, 이상 Q파의 3가지 특징적인 소견이 뚜렷하다.

01 심근허혈

1 정의

심장동맥(관상동맥, coronary artery, **그림 9-1**)이 좁아지는 등의 이유로 심장근육으로 필요한 만큼의 혈액공급이 충분히 이루어지지 못하는 상태를 말하며 심근허혈로 가슴통증(흉통, chest pain)이 나타나는 경우를 협심증(angina pectoris)이라고 하며, 넓은 의미로는 심근허혈 자체를 협심증이라고도 한다.

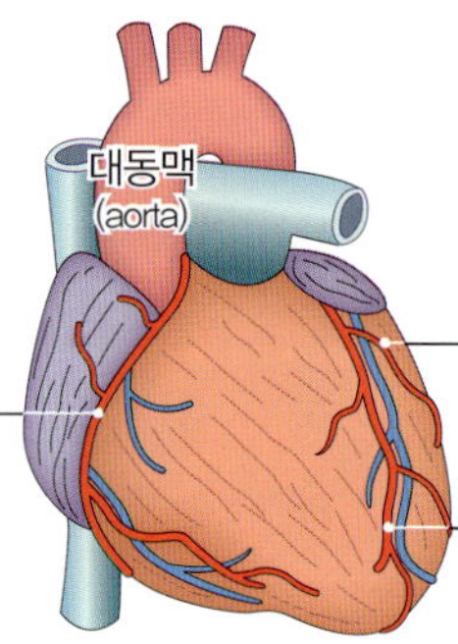

[그림 9-1] **심장의 혈관**

2 원인과 진단

심장동맥경화가 가장 큰 원인이며, 그 외에도 왼심실비대, 대동맥판협착, 폐동맥고혈압, 빈혈 등으로 인해 발생한다.

주로 운동부하검사(treadmill test)를 통해 진단한다.

3 심전도의 특징적 소견

1) ST분절의 하강(ST depression, 그림 9-2)

심장속막밑허혈(심내막하허혈, subendocardial ischemia)인 경우에 나타나는 특징으로, 심장속막의 심장근육이 먼저 재분극되어 손상된 심장속막근육과 정상 심장근육 사이에 전류가 흐르게 되어 일어난다.

J점(J point)으로부터 0.08초에 1mm 이상 ST분절 하강이 나타나는데, 하강의 주요 모양은 하강형(downslope)과 수평형(horizontal)이다.

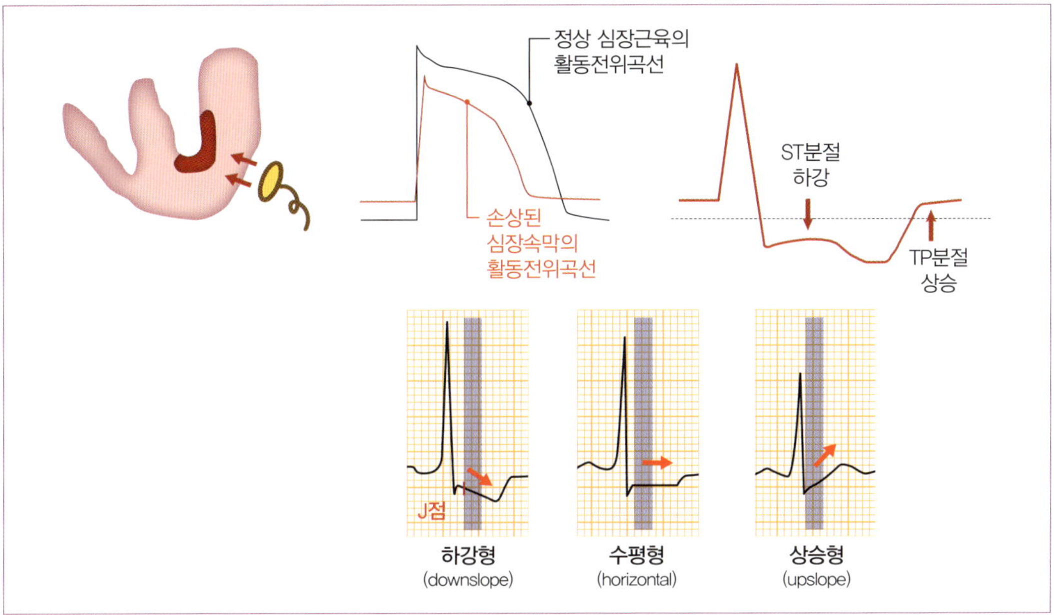

[그림 9-2] ST분절의 하강

2) ST분절의 상승(ST elevation, 그림 9-3)

심장바깥막밑허혈(심외막하허혈)이나 심장근육벽 전층의 허혈(transmural ischemia)인 경우에 나타나는 특징으로, 심장바깥막의 심장근육이 먼저 재분극되어 손상된 심장바깥막근육과 정상 심장근육 사이에 전류가 흐르게 되어 일어난다. ST분절이 1mm 이상 상승하는 소견을 보인다. 그러므로 ST분절의 상승은 심한 심근허혈을 의미한다.

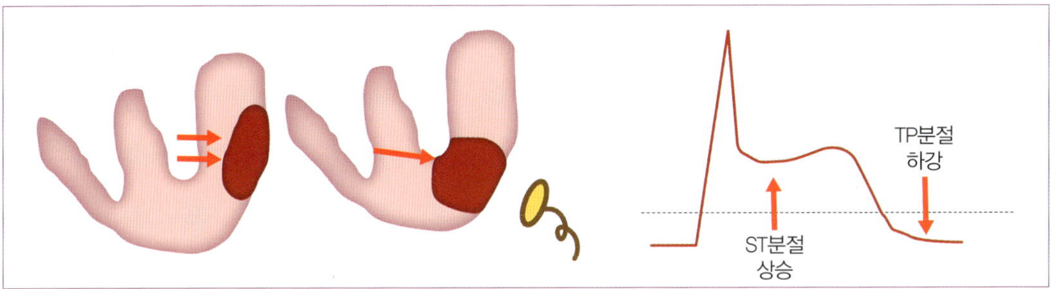

[그림 9-3] ST분절의 상승

02 심근경색

1 정의

심장동맥(관상동맥)의 폐쇄로 심장근육으로 가는 혈액공급이 단절되어 심실벽 일부에서 심근괴사(myocardial necrosis)가 일어난 상태를 말한다. 심근경색의 종류에는 **그림 9-4**와 같은 종류가 있다.

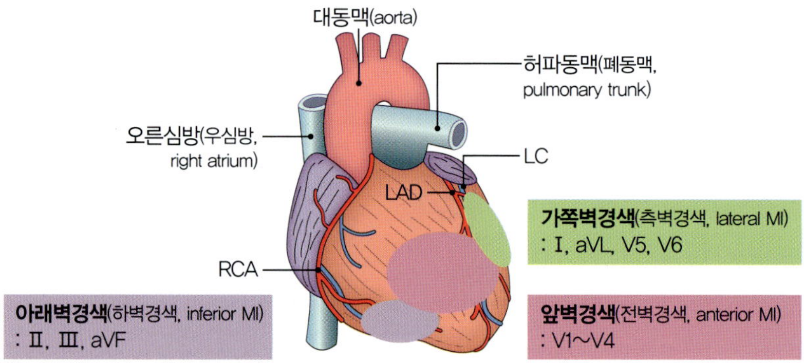

[그림 9-4] **심근경색의 종류**

2 원인과 진단

심근허혈과 마찬가지로 심장동맥의 경화가 가장 많다. 심전도는 심근경색(myocardial infarction, MI)의 진단에 매우 중요한 역할을 하며, 심전도 소견은 심근경색의 시기, 범위, 부위 등에 따라 다르게 나타나므로 이들의 예측에도 큰 도움이 된다.

3 심전도의 특징적 소견

1) 이상 Q파(abnormal Q, pathologic Q wave)

심근경색의 가장 중요한 심전도 소견으로 심근경색이 일어나면 그 부위에 심기전력

(electromotive force of heart)을 잃어 QRS 벡터는 경색이 일어난 반대쪽으로 향하게 되므로 심근경색이 일어난 부위에 위치한 유도에서 깊은 하향의 이상 Q파가 나타난다.

■ 이상 Q파의 기준(그림 9-5)

- 폭 ≧ 0.04sec(≧ 1mm)
- Q ≧ 1/4 R(Q/R ≧ 25%), 하향 ≧ 4mm

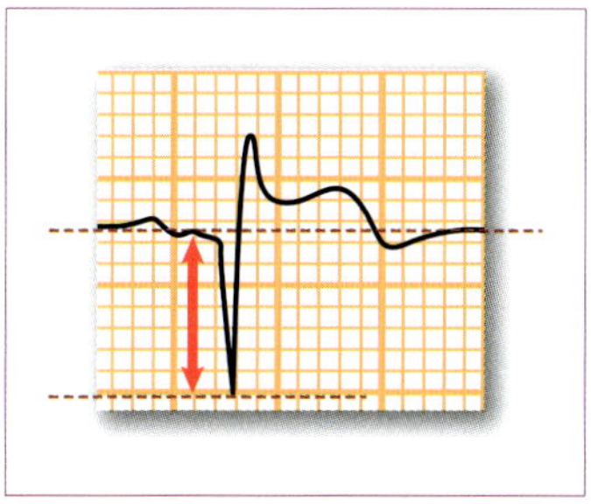

[그림 9-5] 이상 Q파

2) ST분절의 상승(ST elevation)

심근경색 부위 유도에서 위로 볼록한(convex) 모양으로 ST분절의 상승이 나타난다[반대 부위 유도에서는 ST분절이 하강하는 상대적 변화(reciprocal change)(**그림 9-6**)].

ST분절의 상승은 경색 발생 후 몇 분~몇 시간 이내에 나타나고, 몇 시간~며칠에 걸쳐 점차 하강하기 시작하여 대개 몇 주 이내에 등전위선(baseline)으로 회복된다.

또한 정상인, 심실자루(심실류, ventricular aneurysm), 심장막염(심낭염, pericarditis), 변이협심증(이형협심증, variant angina) 등에서도 나타나므로 심근경색과의 감별이 필요한데, 상승의 패턴이 조금씩 다르긴 하지만 전형적인 경우가 아니면 감별이 쉽지 않은 경우도 많아서 심전도 소견과 함께 여러 가지 임상소견을 참고하여 종합적으로 판단하여야 한다.

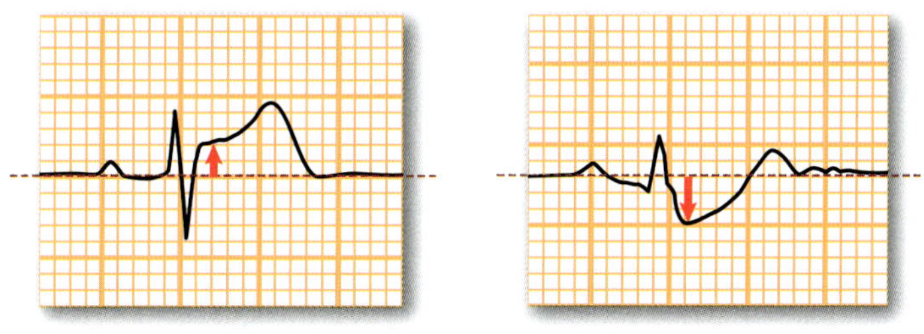

[그림 9-6] ST분절의 변화

3) T파의 역위(T inversion)

심근경색 발생 후 몇 시간 내에 심근경색 부위에 뾰족하고 높은 상향의 T파가 출현하는데, 손상받은 근육세포에서 세포 내 K^+이 세포바깥액(세포외액, extracellular fluid)으로 누출되어 발생하는 것으로 알려져 있다.

심근경색 발생 후 몇 주 이내에 좌우대칭형의 뾰족한 하향 T파(관성 T파, coronary T)가 출현한다(**그림 9-7**).

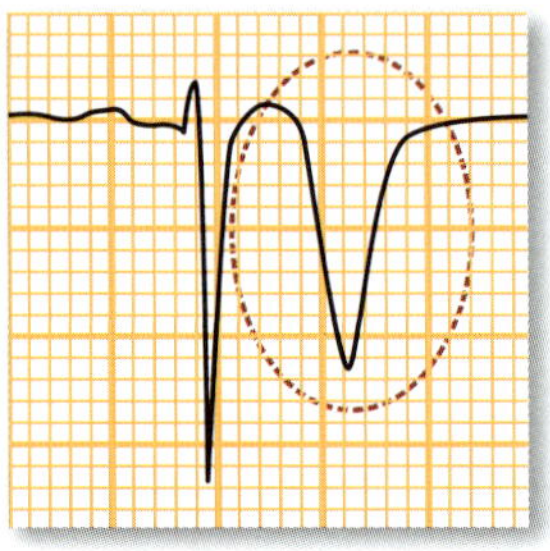

관성 T파(coronary T)

[그림 9-7] 관성 T파의 출현

4) 심근경색(MI) 심전도의 시간에 따른 변화

심근경색(MI) 시의 심전도는 시간에 따라 다음과 같이 변한다(**그림 9-8**).

심전도 변화	발생	소실
초급성 T파(높고 뾰족함)	즉시	6~24시간
ST분절 상승	즉시	1~6주
이상 Q파	즉시 혹은 수일 후	수년 혹은 평생
T파 역위 (좌우대칭형의 뾰족한 하행 T파)	6~24시간 후	수개월 내지 수년

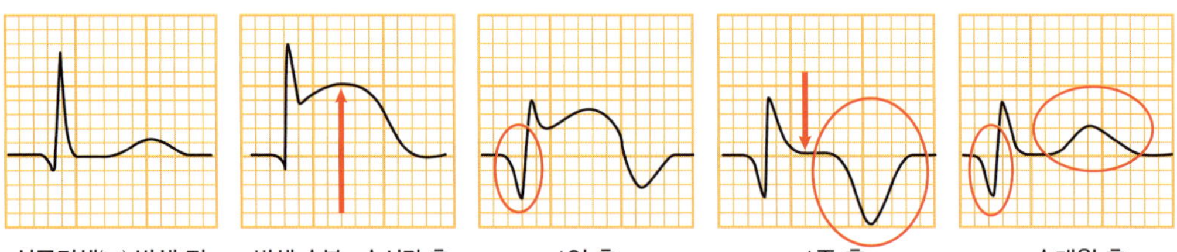

[그림 9-8] 심근경색 심전도의 시간에 따른 변화

심근경색 후 가장 마지막까지 없어지지 않고 남아있는 소견은 이상 Q(abnormal Q)파이다. 그러므로 이상 Q파는 진구성 심근경색(old myocardial infarction, OMI)의 진단소견이 된다.

5) 심전도에 의한 심근경색 부위의 진단

심근경색이 발생한 부위를 진단할 때에는 각 유도에서 ST분절의 상승과 Q파를 확인한다(그림 9-9, 9-10).

ST분절 상승 또는 Q파가 있는 유도	심근경색의 위치
V1~2	심실사이막(심실중격, ventricular septum)
V1~4	앞벽(전벽, anterior wall)
V5~6	가쪽벽(측벽, lateral wall)
I, aVL	높은 가쪽벽(높은 측벽, high lateral wall)
II, III, aVF	아래벽(하벽, inferior wall)
V1~2(RS파)	뒤벽(후벽, posterior wall)

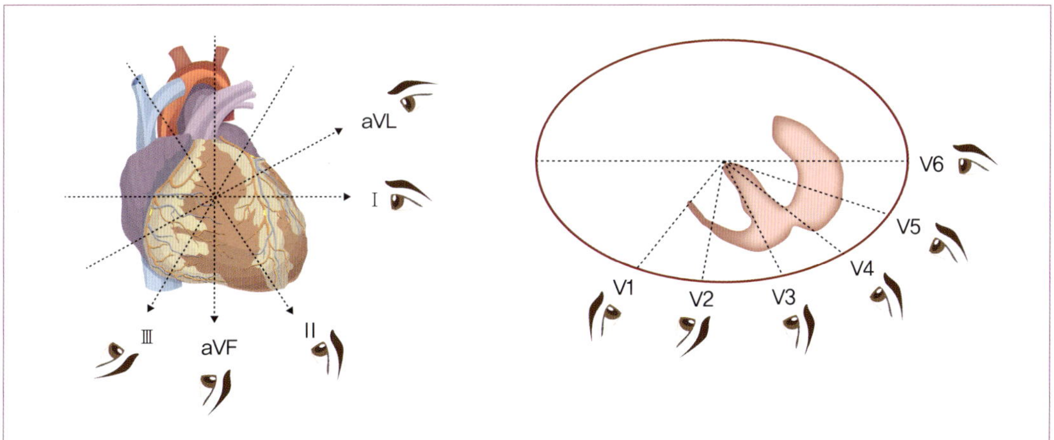

[그림 9-9] 심전도에 의한 심근경색 부위의 진단

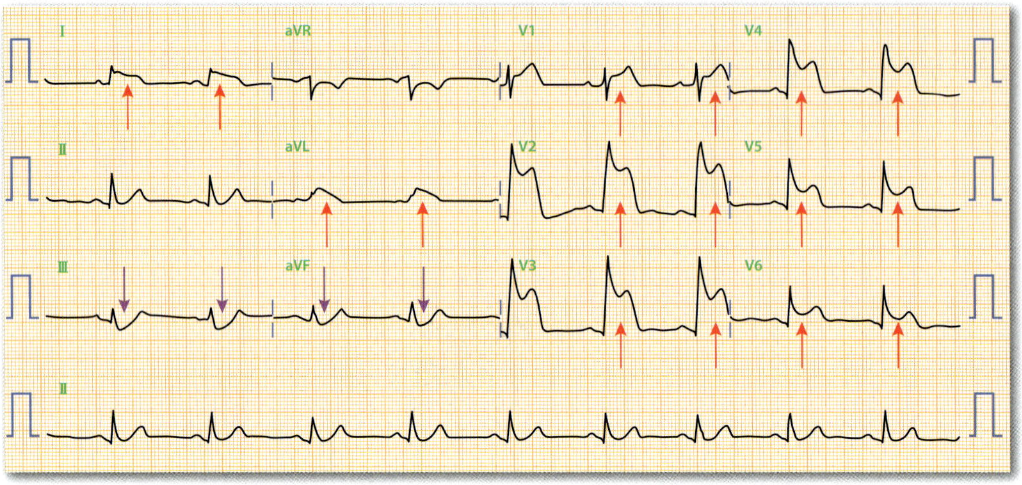

넓은 앞벽(넓은 전벽, extensive anterior wall) + 가쪽벽(lateral wall)

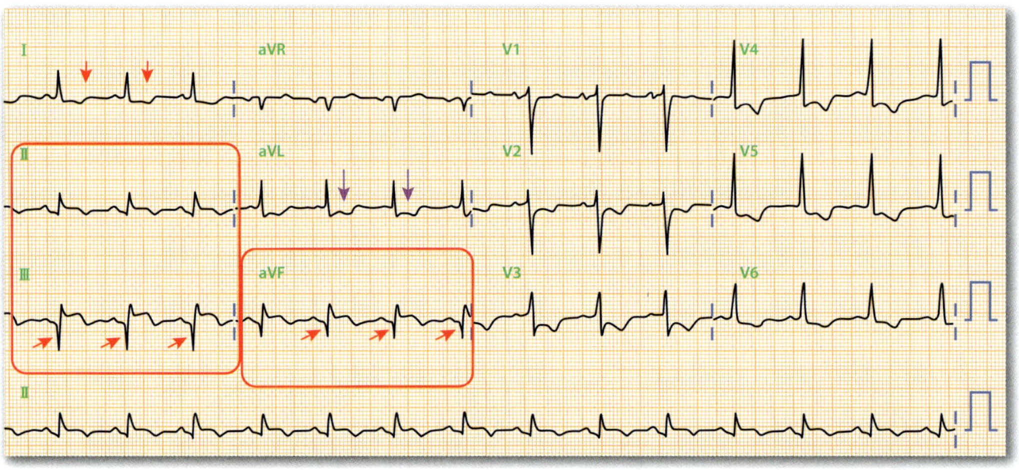

아래벽(하벽, inferior wall)

[그림 9-10] 급성 심근경색(AMI)의 심전도

• ELECTROCARDIOGRAM •

제10장

부정맥의 기초

1. 부정맥의 개념
2. 부정맥 진단을 위한 검사

학습요약

- 정상적인 맥박의 규칙성에서 벗어나는 모든 심장의 리듬을 부정맥이라고 한다. 부정맥은 그 자체가 치료의 대상이 된다기보다는 부정맥을 일으키는 원인이 무엇인지에 따라 치료의 방향이 달라진다고 할 수 있는데, 최근 우리나라가 고령화사회로 진입함에 따라 부정맥 환자도 지속적으로 증가하는 추세에 있어 부정맥 진단과 치료에 대한 최신의 기술과 방법들도 많은 관심과 주목을 받고 있다.
- 부정맥 진단을 위한 검사법에는 활동 중 심전도와 사건기록심전도, 체내 삽입형 심전도가 있고, 운동부하심전도와 기립경사검사, 심장전기생리검사 등이 이용된다.

01 부정맥의 개념

1 부정맥이란?

부정맥(arrhythmia)이란 넓은 의미에서 정상굴리듬(정상동리듬, normal sinus rhythm)을 벗어난 모든 비정상(abnormal) 상태를 말하며, 그 종류 및 범위는 매우 넓고 다양하다.

심장은 심장근육이 가지고 있는 생리적 특성(자동성, 흥분성, 불응성, 전도성, 수축성)에 의해 유지되고 규칙적으로 활동하고 있는데, 이러한 특성 중 어느 하나라도 이상이 생기면 심장근육의 활동에 규칙성이 깨지면서 부정맥이 발생하게 된다.

부정맥으로 인해 환자가 느끼는 증상은 실신(syncope)을 제외하고는 매우 주관적이며 다양한데, 보통은 두근거림, 호흡곤란, 현기증, 맥의 건너뜀 등을 호소하는 경우가 많고, 때로는 전혀 증상을 못 느끼기도 한다.

부정맥이 갖는 임상적 의미는 증상이나 혈역학적 영향, 왼심실기능 등에 따라 다르며, 치료가 필요 없는 것에서부터 즉시 적절한 응급조치가 필요한 것에 이르기까지 매우 다양하다.

2 부정맥의 원인

- **심장질환** : 심장동맥(관상동맥)질환, 류마티스성 심장병, 선천성 심장병 등
- **허파질환** : 만성 폐쇄성 폐질환, 폐색전증 등
- **자율신경계 이상** : 과민성 목동맥팽대(경동맥동) 등
- **전신질환** : 갑상샘항진증(갑상선기능항진증), 갑상샘저하증(갑상선기능저하증), 빈혈, 고열 등
- **전해질 대사이상** : 고칼륨혈증, 저칼륨혈증, 고칼슘혈증, 저칼슘혈증 등
- **약물중독** : 디기탈리스(digitalis) 제제, 항부정맥제 등

하지만 위와 같은 기질적인 질환 외에도 카페인, 흡연, 운동, 알코올, 스트레스, 흥분, 불안, 불면 등의 기능적 원인에 의해서도 비교적 쉽게 발생되기도 한다.

3 부정맥의 발생과 종류

1) 발생기전에 따른 분류(그림 10-1)

① 자극형성장애(formation disturbance) 부정맥

자발성(자동능)의 장애나 방아쇠(유발, trigger) 활동으로 자극을 만드는 것에 이상(abnormal)이 생겨 발생되는 부정맥

② 자극전도장애(conduction disturbance) 부정맥

자극전도계의 차단 등으로 만들어진 자극이 전달되는 과정 중의 이상으로 발생되는 부정맥

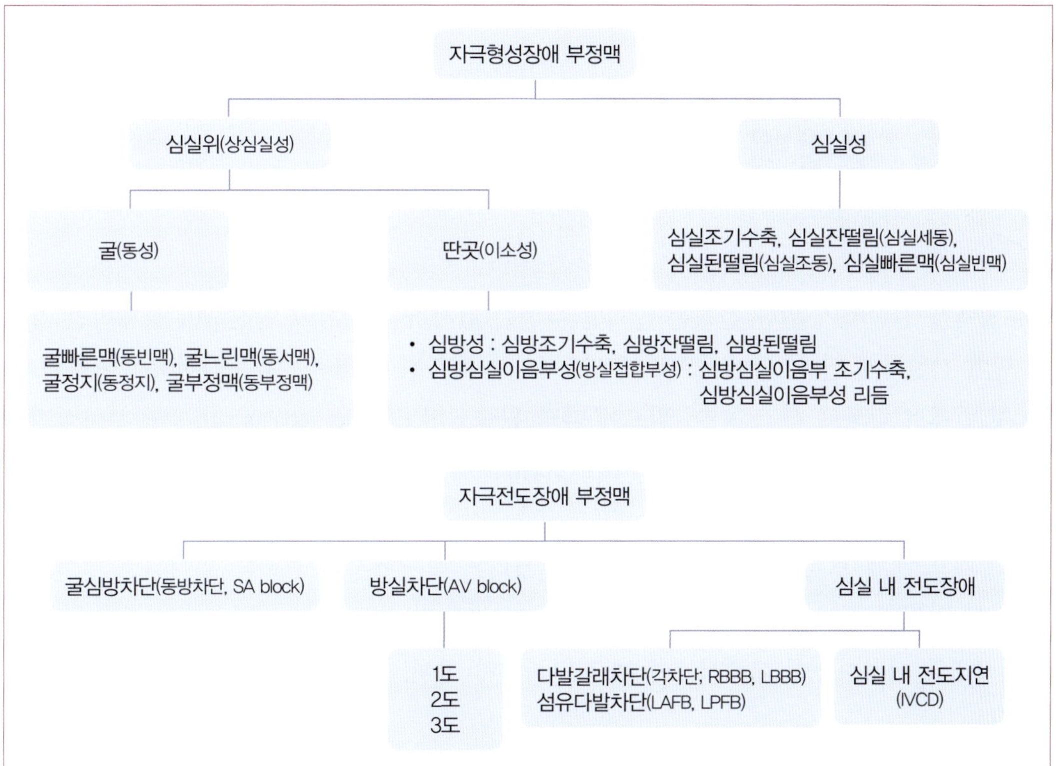

[그림 10-1] 부정맥의 종류

2) 발생부위에 따른 분류

① 심실위(상심실성, supraventricular) 부정맥

심실의 위쪽(심방이나 심방심실이음부)에서 생기는 부정맥

② **심실성**(ventricular) **부정맥**

심실에서 생기는 부정맥

3) 심장박동수에 따른 분류

① **빠른맥형**(빈맥형, tachyarrhythmia) **부정맥**

심장박동수가 100회 이상으로 빠른 리듬을 보이는 부정맥

② **느린맥형**(서맥형, bradyarrhythmia) **부정맥**

심장박동수가 60회 미만으로 느린 리듬을 보이는 부정맥

02 부정맥 진단을 위한 검사

부정맥을 진단하기 위한 검사는 많지만 우선은 검사가 간단하고 안전하며 경제적인 것부터 먼저 진행하게 된다. 일반적으로 병력조사와 신체검진 후 표준12유도심전도(12leads ECG)를 첫 번째로 검사로 하고, 이어 필요에 따라 활동심전도(Holter monitoring), 운동부하심전도(treadmil test, TMT), 전기생리학적 검사(electrophysiology, EP) 등의 특수검사를 추가적으로 시행해 볼 수 있다.

부정맥은 대개 부정맥 자체가 문제가 되기보다는 부정맥을 일으키는 원인이 무엇인가에 따라 치료와 예후가 달라지고 심장기능에 따라 위험도가 달라지는 경우가 많으므로 환자의 전신상태와 심장기능에 대해서도 함께 진단하여야 하며, 그 발생 원인을 찾아내는 것이 우선이다.

부정맥으로 인한 증상은 실신을 제외하고는 매우 주관적인 경우가 많으나 대부분은 두근거림, 호흡곤란, 가슴통증, 숨참, 어지러움, 불규칙한 맥이나 맥이 건너뛰는 증상 등을 호소하는 경우가 많다. 하지만 이러한 증상은 환자에 따라 느끼는 정도가 달라서 부정맥이 심한데도 증상이 미약하거나 못 느끼는 경우도 있고, 그 반대인 경우도 있어서 증상만으로 부정맥을 판단해서는 안 된다는 점도 항상 기억하도록 한다.

1 표준12유도심전도 검사

심전도는 부정맥 진단에 결정적 역할을 하는 매우 중요한 검사이다. 대개 부정맥이 발생하기 전과 후 또는 부정맥이 진행되는 동안에 기록한 표준12유도심전도(12leads ECG, routine ECG)와 P와 QRS가 가장 잘 보이는 유도에서 길게 기록한 심조율기록지(rhythm strip)를 분석함으로써 부정맥을 비교적 정확하게 진단할 수 있다.

심전도는 특히 다음의 사항들을 순서대로 잘 관찰함으로써 정확히 판독할 수 있다.

① 리듬(rhythm)을 전체적으로 관찰한다.

- 규칙적(regular) 리듬인가? 불규칙적(irregular) 리듬인가?
- 일시적(temporary)인가? 지속적(continuous)인가?

② 기본 리듬을 관찰한다(P파의 모양과 axis관찰).

- 굴(동성, sinus) 리듬인가? 딴곳(이소성, ectopic) 리듬인가?

③ P파와 QRS군과의 관계를 관찰한다.

- P파 뒤에는 반드시 QRS가 일정하게 1개씩 출현하는가?
- PR간격은 일정하며 규칙적인가?

④ QRS군의 모양과 폭을 관찰한다.

- QRS군의 모양과 폭이 정상적(duration 0.06~0.1sec)인가?
  비정상적(duration ≥ 0.12sec)으로 크거나 넓어져 있는가?

2 활동심전도 검사

부정맥 진단이 까다로운 이유 중 하나는 부정맥의 출현시기나 빈도 등을 예측하기가 어렵고, 환자가 증상을 느끼는 때에 맞춰 검사를 진행하기가 어렵다는 점이다. 이를 보완하기 위한 검사로 활동심전도(ambulatory ECG, holter monitoring)를 주로 이용하게 되는데, 이것은 환자가 일상생활을 하는 동안의 심전도를 휴대용 기록장치(recorder)에 저장하여 분석하는 검사법이다.

검사가 진행되는 동안의 일과를 일기장(patient diary)에 시간, 활동 내용, 증상을 중심으로 환자에게 기록하게 함으로써 일상생활이나 환자가 호소하는 증상과 부정맥과의 연관성을 진단할 수 있다.

활동심전도는 자연적으로 발생하는 부정맥의 진단에 가장 효과적이며, 가끔 불규칙적으로 나타나는 부정맥의 진단에도 유용한 검사이다. 그 밖에 부정맥 치료를 위한 약의 복용이나 시술 후 치료 효과 판단, 심장박동기 기능평가 등을 위해 주로 이용된다.

활동심전도검사는 여러 종류가 있는데 부정맥의 발생빈도나 증상을 느끼는 양상에 따라 선택하여 검사할 수 있다.

■ 활동심전도 검사의 종류(그림 10-3)

① 24시간 · 48시간 심전도(24hr, 48hr Holter monitoring)

② 1~4주 사건기록심전도(1~4weeks event Holter)

③ 체내 삽입형 심전도(implantable loop recorder)

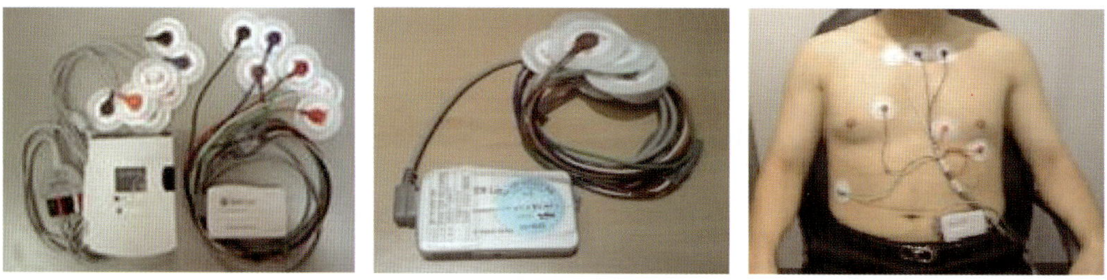

24시간 · 48시간 심전도

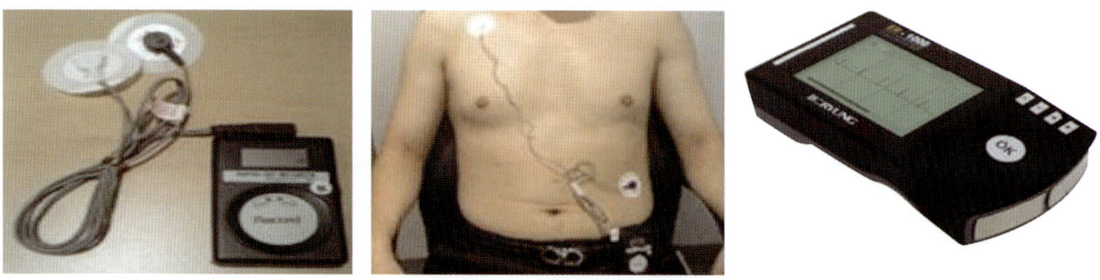

1~4주 사건기록 심전도

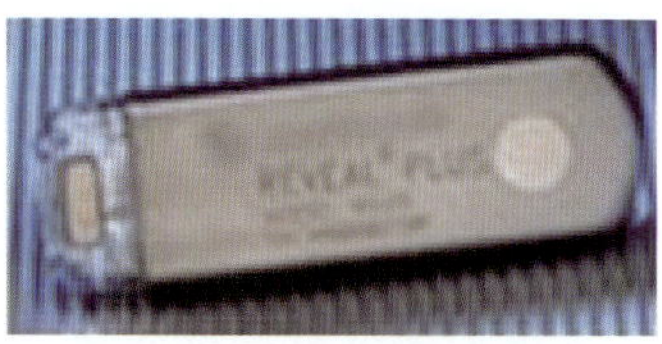

체내 삽입형 심전도

[그림 10-3] 활동심전도 검사의 종류

3 운동부하심전도 검사

운동부하심전도(treadmil test, TMT)는 주로 허혈성 심장질환을 진단하기 위한 검사이지만, 운동에 의해 발생되는 부정맥을 진단하거나 운동으로 유발되는 실신, 두근거림(심계항진, palpitation) 등의 증상이 있을 때 이러한 증상과 부정맥과의 연관성 여부를 진단하기 위해서도 이용되는 검사이다(**그림 10-4**).

4 기립경사 검사

기립경사 검사(head-up tilt test)는 심장질환이 없는 환자에게서 반복적으로 발생하는 실신의 원인을 진단하기 위한 검사이다(**그림 10-5**). 다만, 심한 심장동맥(관상동맥)질환, 심한 뇌졸중, 심한 승모판협착, 대동맥판협착 등의 환자에게는 시행하지 않는다.

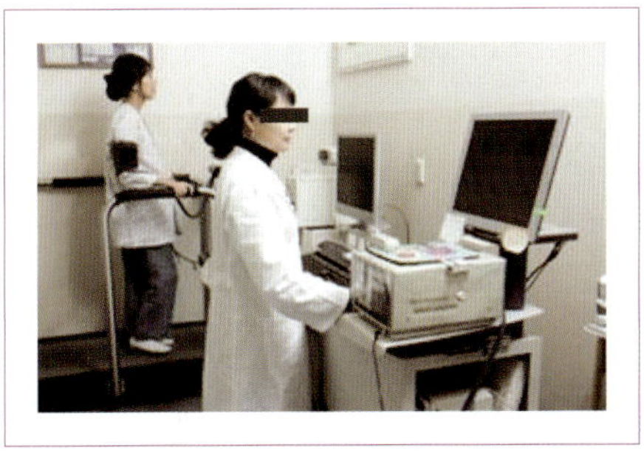

[그림 10-4] **운동부하심전도 검사**

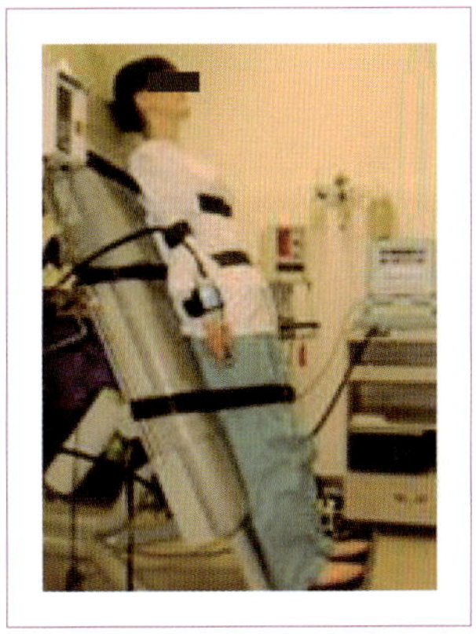

[그림 10-5] **기립경사검사**

5 전기생리학적 검사

전기생리학적 검사(electrophysiological study, EPS)는 전극도자를 심장 내 여러 부위에 위치시킨 후 전기도를 기록하는 침습적인(invasive) 검사로, 빠른부정맥(부정빈맥, tachyarrhythmia)의 발생기전, 발생부위를 진단할 수 있고, 굴기능부전증후군(동기능부전증후군, sick sinus syndrome)이나 전도장애와 같은 느린맥성(서맥성) 부정맥의 진단과 치료에 중요한 역할을 하는 검사이다(**그림 10-6**).

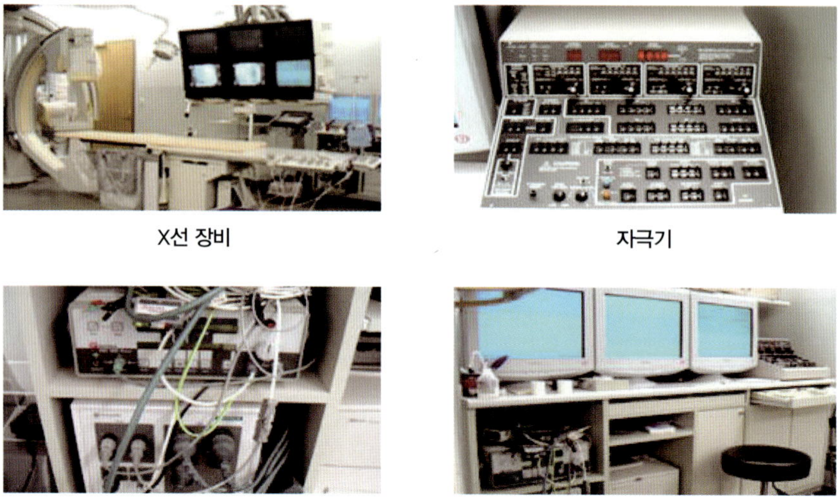

X선 장비 / 자극기 / 라디오주파수생성기 / 다채널 심전도 계측기

[그림 10-6] 전기생리학적 검사

ELECTROCARDIOGRAM

제11장

주요 부정맥 심전도

1. 굴빠른맥, 굴느린맥, 굴부정맥
2. 굴정지와 굴심방차단
3. 조기수축
4. 심방빠른맥과 심실빠른맥
5. 심방잔떨림과 심방된떨림
6. 방실차단
7. 심실내차단
8. 조기흥분증후군

학습요약

- 심전도(ECG)는 부정맥에 대한 진단율이 높은 검사이다. 설령 부정맥이 있다고 하더라도 어떠한 처치도 필요하지 않은 것에서부터 즉시 처치가 필요한 것에 이르기까지 그 범위가 매우 넓고 다양하다. 모든 부정맥을 다룰 수는 없지만 심전도를 통해 비교적 쉽게 만날 수 있고, 또 진단이 가능한 주요 부정맥에 대해 심전도의 특징적 소견을 중심으로 예제와 함께 소개한다.

01 굴빠른맥, 굴느린맥, 굴부정맥

굴빠른맥(동빈맥, sinus tachycardia), 굴느린맥(동서맥, sinus bradycardia), 굴부정맥(동부정맥, sinus arrhythmia)의 '굴(동)'은 굴심방결절(동결절, sinus node, SA node)을 의미한다. 즉, 자극 발생이 굴심방결절에서 정상적으로 이루어지고 있으며 굴심방결절이 심장 전체의 리듬을 조율하고 있다는 것을 뜻한다. 다만, 자극을 만드는 빈도가 정상(60~100회/분)보다 빠르거나(굴빠른맥), 느리거나(굴느린맥) 혹은 불규칙한 상태(굴부정맥)에 있는 것이다. 이들 모두는 굴심방결절에서 생기는 부정맥이므로 굴부정맥(동성부정맥, sinus arrhythmia; 정소성 부정맥)이라고 하며 심전도에서 심장박동수의 차이(즉, RR간격의 차이)를 제외하고는 정상굴리듬(정상동리듬, normal sinus rhythm, NSR)과 같다.

굴빠른맥(동빈맥), 굴느린맥(동서맥), 굴부정맥(동부정맥) 모두 대부분 치료가 필요하지 않거나 발생 원인을 찾아 그 원인을 치료하게 되며, 예후도 비교적 좋은 부정맥들이다.

1 굴빠른맥

굴빠른맥(동빈맥, sinus tachycardia)은 굴심방결절(동결절, SA node)에서 전기자극을 만들기는 하지만, 자극생성빈도가 100회/분 이상으로 빠르고 규칙적인 부정맥이다.

운동, 흥분, 고열, 카페인, 알코올 등의 생리적 원인이나 갑상샘항진증(갑상선기능항진증, thyrotoxicosis), 빈혈, 심장기능상실(심부전, heart failure) 등의 병적인 원인으로 발생하기도 하며, 특별한 원인 없이 발생하는 경우도 많다.

대부분 치료가 필요 없거나 또는 발생 원인을 치료하면 된다. 흡연, 술, 카페인, 교감신경흥분제 등을 피하는 것도 방법이 될 수 있으며 증상이 심하면 프로프라놀롤(propranolol), 베라파밀(verapamil) 등의 약제를 사용하기도 한다.

■ 심전도 소견(그림 11-1)

① **리듬** : 규칙적[RR(PP)간격 거의 일정]

② **심장박동수** : 100회/분 이상(100~160회/분, 운동이나 흥분 정도에 따라 160회/분 이상일 수도 있음)

③ 전기축 : 정상(0~90°)

④ 자극전도 : 정상(PR간격 0.12~0.2초로 일정, P파와 QRS군이 1:1로 일정하게 전도)

⑤ P파 : 동성 P파[I, II, aVF, V4~6 유도에서 양성(+), aVR 유도에서 음성(−)], 같은 유도에서 동일한 형태로 일정하며, 최대 높이 2.5mm 미만, 폭 0.12초 미만이다.

⑥ QRS 모양과 폭 : 정상

⑦ 빠른맥(빈맥)의 시작과 종료가 완만하다.

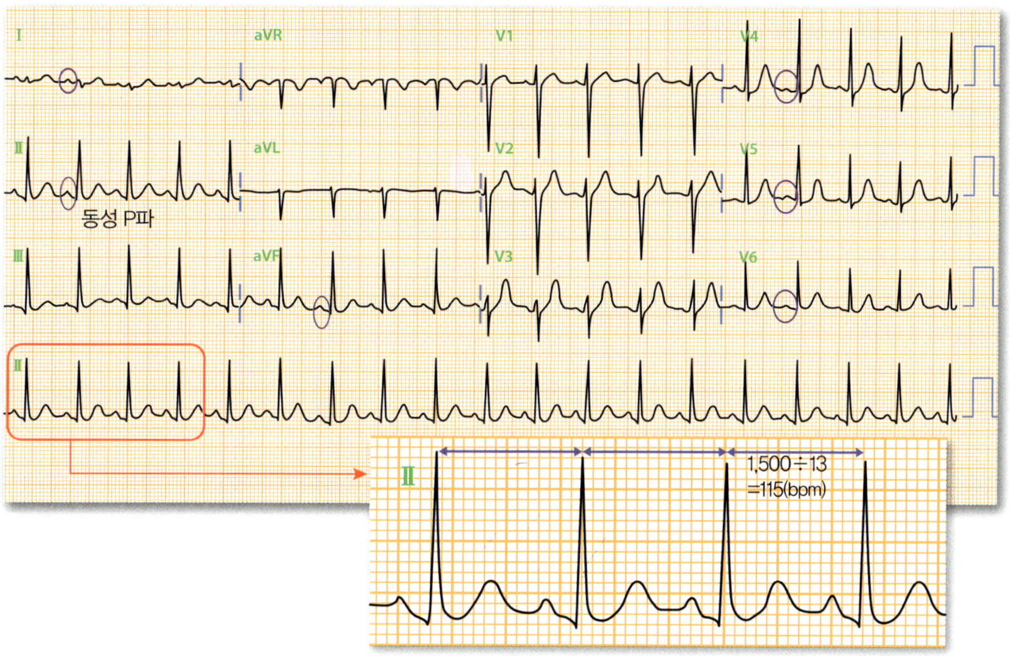

[그림 11-1] 굴빠른맥(동빈맥)의 심전도

2 굴느린맥

굴느린맥(동서맥, sinus bradycardia)은 굴심방결절(동결절, SA node)에서 전기자극을 만들기는 하지만, 자극생성빈도가 60회/분 미만으로 느리고 규칙적인 부정맥이다. 건강한 젊은이(운동선수), 노인, 수면 등 정상적인 경우에서도 나타나며, 굴기능부전(동기능부전), 갑상샘저하증(갑상선기능저하증), 심부전, 허혈성 심장질환이나 약물[디기탈리스(digitalis), β차단제(β−blocker), 모르핀(morphine) 등]의 투여가 원인이 되기도 한다.

대부분 치료가 필요 없거나 발생 원인을 치료하면 된다. 일시적으로 혈압이 떨어지거나 느린맥(서맥) 증상이 있다면 아트로핀(atropine), 이소프로테레놀(isoproterenol)을 사용하며, 매우 심한 만성적인 굴느린맥(동서맥)으로 실신, 심장기능상실(심부전) 등의 증상이 있으면 인공심장박동기(pacemaker) 치료를 고려해 볼 수 있다.

■ 심전도 소견(그림 11-2)

① **리듬** : 규칙적[RR(PP)간격 거의 일정]

② **심장박동수** : 60회/분 미만(45~59회/분)으로 느리다.

③ **전기축** : 정상(0~90°)

④ **자극전도** : 정상(PR간격 0.12~0.2초로 일정, P파와 QRS군이 1:1로 일정하게 전도)

⑤ **P파** : 동성 P파[I, II, aVF, V4~6 유도에서 양성(+), aVR 유도에서 음성(−)], 같은 유도에서 동일한 형태로 일정하며, 최대 높이 2.5mm 미만, 폭 0.12초 미만이다.

⑥ **QRS 모양과 폭** : 정상

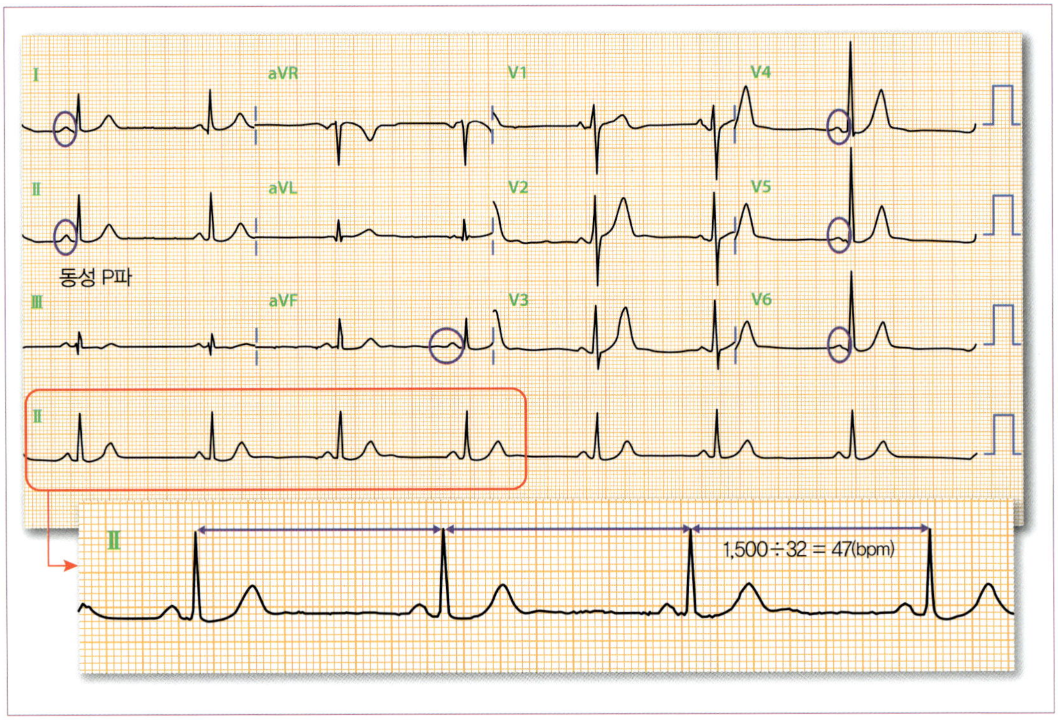

[그림 11-2] 굴느린맥(동서맥)의 심전도

3 굴부정맥

굴부정맥(동부정맥, sinus arrhythmia)은 굴심방결절(동결절, SA node)에서 전기자극을 불규칙하게 생성하는 부정맥이다. 대개 그 간격이 주기적으로 변화하는데, 호흡과 관련되어 발생하는 경우가 많고(들숨 : 빨라짐, 날숨 : 느려짐), 성인보다는 어린이에게서 잘 나타난다. 비호흡성인 경우는 특히 노인에게 많고 심장질환이 있을 때 잘 나타나는데 치료는 필요하지 않은 경우가 대부분이다.

■ 심전도 소견(그림 11-3)

① 리듬 : 불규칙하다. 가장 긴 RR(PP)간격과 가장 짧은 RR(PP)간격의 차이가 0.16초 이상이거나 10% 이상 변동하면 부정맥이라고 할 수 있다.

② 심장박동수 : 불규칙(45~100회/분), 경우에 따라 45회/분 미만이거나 100회/분 이상일 수도 있다.

③ 전기축 : 정상(0~90°)

④ P파 : 동성 P파이나 PP간격은 불규칙하다.

⑤ 전도 : 정상(PR간격 0.12~0.2초로 일정, P파와 QRS군이 1:1로 일정하게 전도)

⑥ QRS 모양과 폭 : 정상

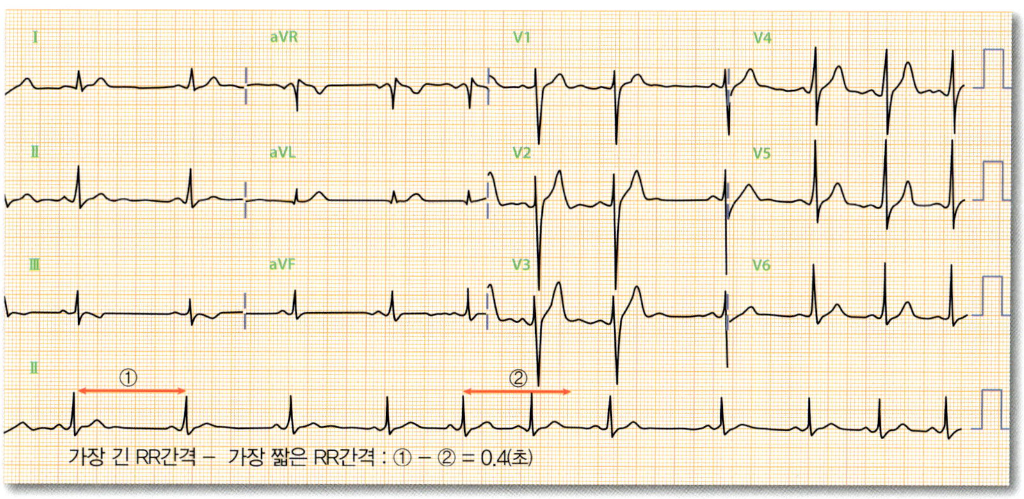

[그림 11-3] 굴부정맥(동부정맥)의 심전도

02 굴정지와 굴심방차단

굴정지(동정지, sinus arrest)는 굴심방결절(동결절, SA node)이 일시적으로 전기자극을 형성하지 못하는 상태이다. 주로 굴심방결절의 자발성(자동능)이 억제되기 때문에 발생하며 자극형성장애 부정맥에 속한다.

굴심방차단(동방차단, sinoatrial block, SA block)은 굴심방결절에서 전기자극은 제대로 빠짐없이 형성되고 있으나 이 자극을 심방으로 전달하는 과정에서 일시적으로 차단(block)이 일어나는 상태로, 자극전도장애 부정맥에 속한다. 하지만 이 둘은 심전도에서 똑같이 P파와 QRS군이 빠지는 현상으로 나타나기 때문에 얼핏 보면 감별이 쉽지 않을 수 있다.

굴정지(동정지)와 굴심방차단(동방차단)의 차이점은 PP간격에 있는데, 굴정지의 경우 휴지기(pause) 동안의 PP간격은 굴심방차단 때와는 달리 정상 PP간격의 정수배(×2)가 아니라는 점이다.

1 굴정지

굴심방결절(동결절)에서 일시적으로 전기자극을 형성하지 못하는 상태로, 이때 심전도에서 P파와 QRS군이 모두 빠지는 현상이 나타난다.

굴심방결절에서의 과도한 미주신경 활동으로 자동성이 억제되거나 굴기능부전(동기능부전), 고칼륨혈증, 급성 심근염, 약물[디기탈리스(digitalis), 퀴니딘(quinidine)] 등이 원인으로 발생되기도 한다.

느린맥으로 인한 실신, 현기증, 운동 시 호흡곤란 등의 증상이 없으면 치료 없이 관찰해도 좋으나, 증상이 있으면 인공심장박동기(pacemaker)의 치료를 고려해 볼 수 있다.

■ 심전도 소견(그림 11-4)

① P, QRS, T파 : 모양은 정상이나 전체가 탈락하는 현상이 나타난다(RR간격 : 갑자기 연장).

② P와 QRS의 탈락(굴정지로 인한 휴지기)은 정상 PP간격의 정수배(×2)가 되지 않는다.

③ 휴지(pause) 시간이 길어지면 대개 이탈박동(보충박동, escape beat)이 나타난다.

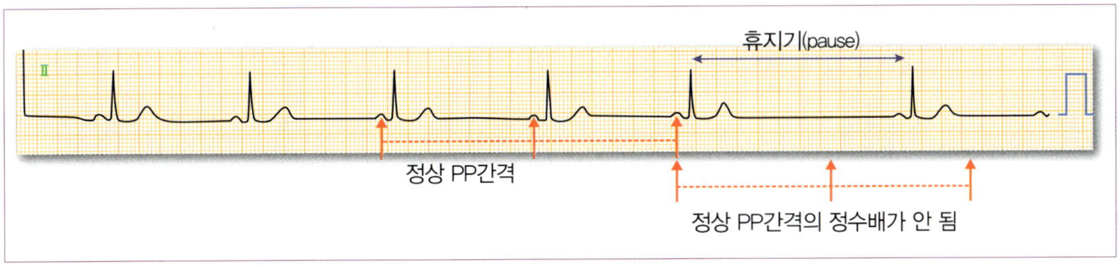

[그림 11-4] 굴정지(동정지)의 심전도

2 굴심방차단

굴심방차단(동방차단, SA block)은 굴심방결절(동결절)에서 형성된 전기자극이 심방으로 전도되지 못하도록 일시적으로 차단(block)되는 부정맥이다.

미주신경 긴장도의 증가나 굴심방결절 근처의 허혈이나 염증, 약물중독[디기탈리스(digitalis), 퀴니딘(quinidine)] 등을 원인으로 발생하며, 정상인에서도 운동선수들의 과다긴장 상태에서 생길 수 있다.

■ 심전도 소견(그림 11-5)

① P, QRS, T파 : 모양은 정상이나 전체가 탈락하는 현상이 나타난다(RR간격 : 갑자기 연장).

② P와 QRS의 탈락(굴심방차단으로 인한 휴지기)은 정상 PP간격의 정수배(×2)가 된다.

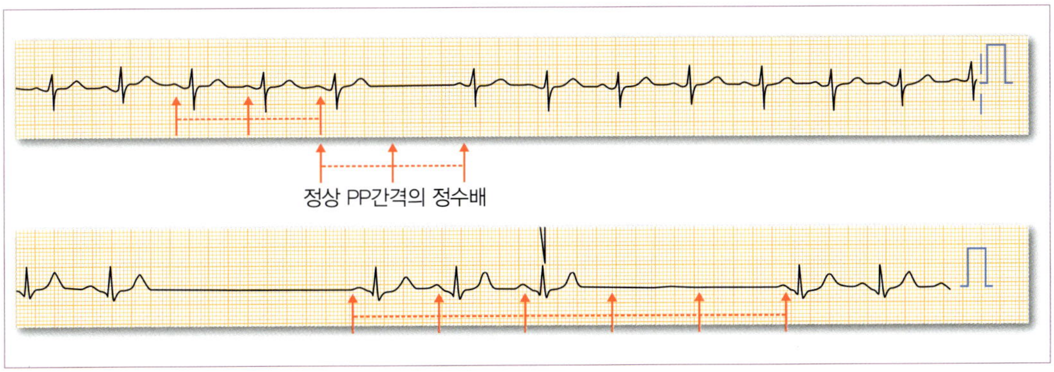

[그림 11-5] 굴심방차단(동방차단)의 심전도

03 조기수축(박동)

원래 발생할 것으로 예상되는 정상 박동의 출현 시기보다 빠른 시기에 굴심방결절(동결절) 이외 부위(심방, 심방심실이음부, 심실)에서 자극이 발생하는 것으로 주기외수축(기외수축, extrasystole)이라고도 한다.

조기수축의 발생 장소에 따라 심방조기수축(atrial premature contraction, APC), 심방심실이음부조기수축(심실접합부조기수축, junctional premature contraction, JPC), 심실조기수축(ventricular premature contraction, VPC)으로 구분하며, 발생장소의 수에 따라 일원성(monofocal)과 다원성(multifocal)으로, 또 발생빈도에 따라 산발성(occasional)과 다발성(multiple, frequent)으로 나눌 수 있다. 정상수축과 조기수축이 서로 번갈아 1개씩 나타나는 것을 이단맥(bigeminy), 정상수축 2개와 조기수축 1개가 번갈아 나타나는 것을 삼단맥(trigeminy)이라고 하며, 조기수축 2개가 연달아 출현하는 것을 couplet(or pair), 3개가 연달아 출현하는 것을 triplet이라고 한다(**그림 11-6**).

부정맥 중에서 가장 흔한 부정맥(약 30~40%)으로, 고령자일수록 빈도가 높으며 젊은 층에서도 흔히 나타난다. 정상인에게서도 자주 발생하며 술, 담배, 커피, 긴장, 흥분, 불안, 심장질환 등에도 따르지만, 특별한 원인 없이 발생하는 경우도 많다. 대부분은 치료가 불필요하다.

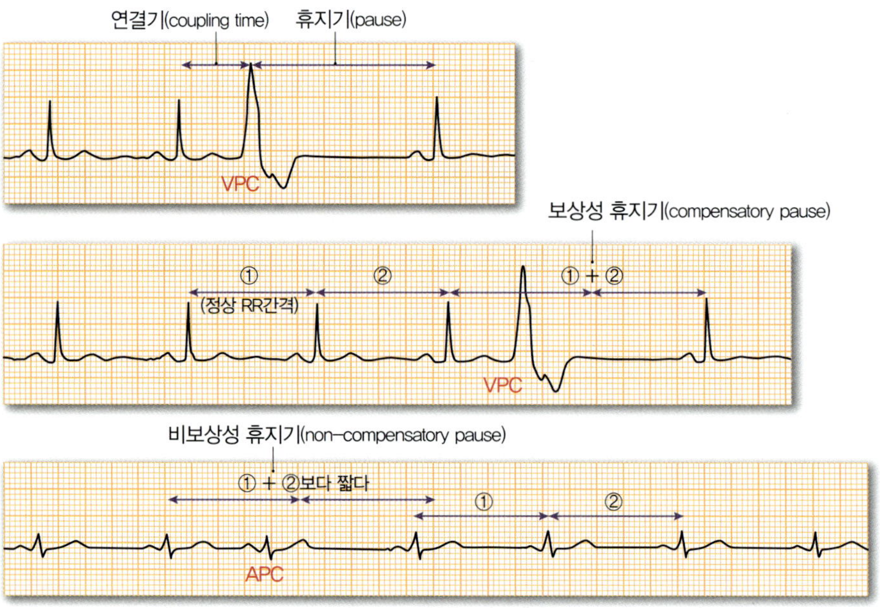

[그림 11-6] 조기수축의 심전도(계속)

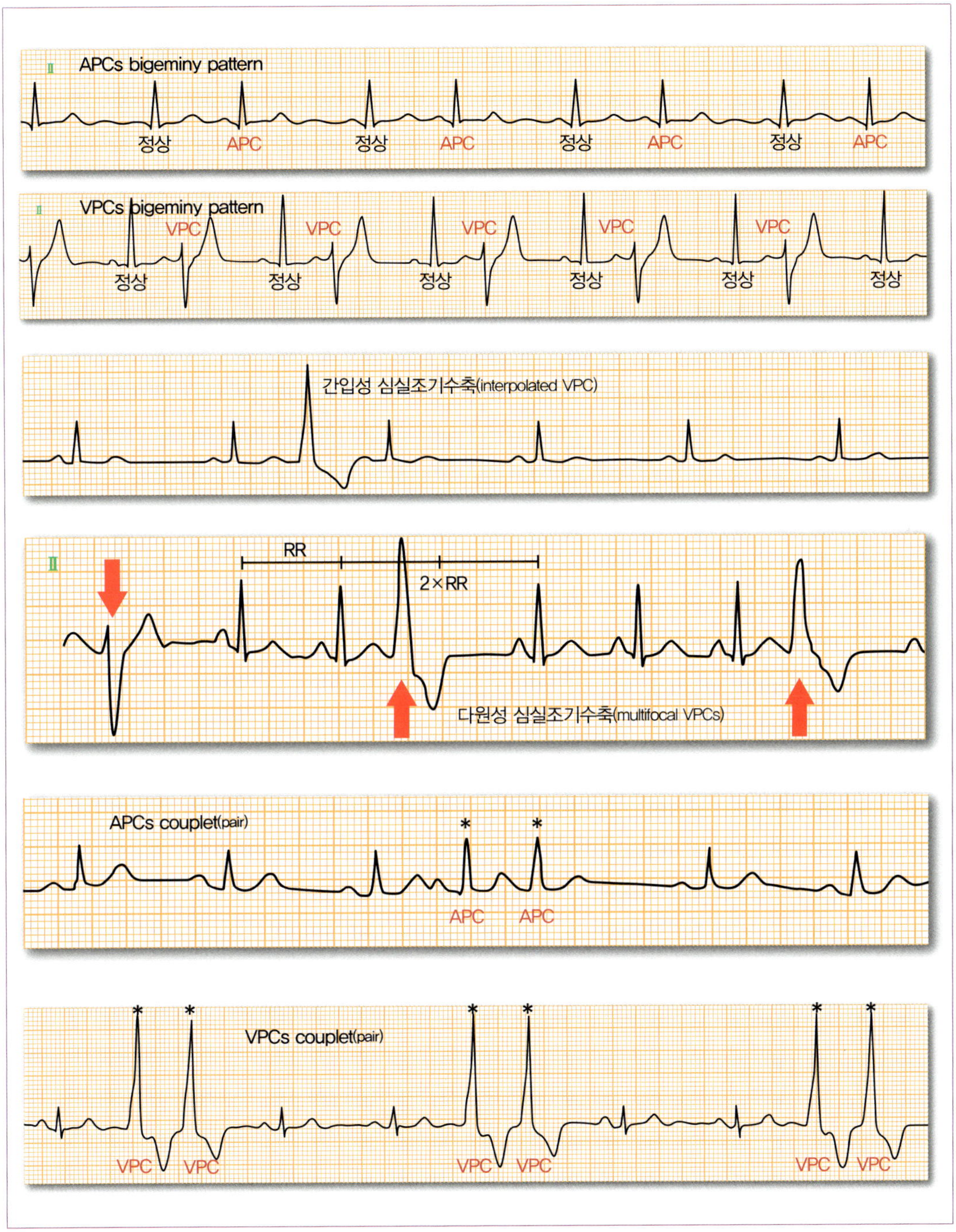

[그림 11-6] 조기수축의 심전도

1 심방조기수축

심방조기수축(atrial premature contraction, APC 또는 APB, PAC)은 심방에서 발생한 자극(흥분)이 굴심방결절(동결절)에서 생성한 자극보다 먼저 심방을 수축시키는 것으로, 정상 P파(동성 P파)보다 약간 모양이 다른 비정상의 P'파(이소성 P파)가 나와야 할 시점보다 일찍 출현한다.

심방의 어느 부위에서 자극이 발생되는지에 따라 P파의 모양은 다양하게 변화될 수 있다.

■ 심전도 소견(그림 11–7)

① 기본 굴리듬(동리듬)의 PP간격보다 이른 시기에 출현하는 P'파와 QRS군이 있다.

② 조기박동(premature beat) 이외의 P파와 QRS군은 기본 굴리듬과 같다.

③ 대개 비보상성 휴지기(non–compensatory pause)를 갖는다.

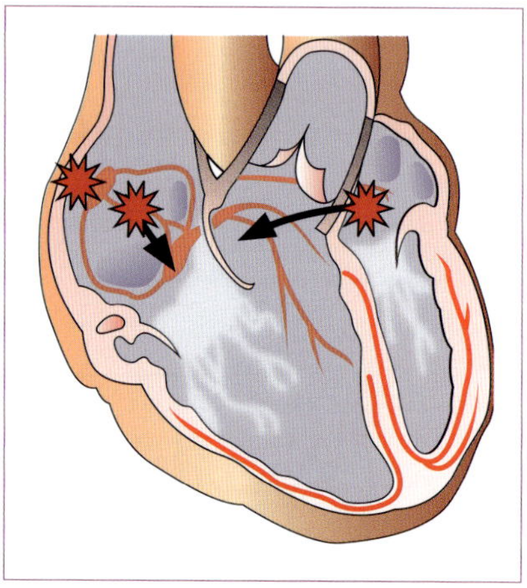

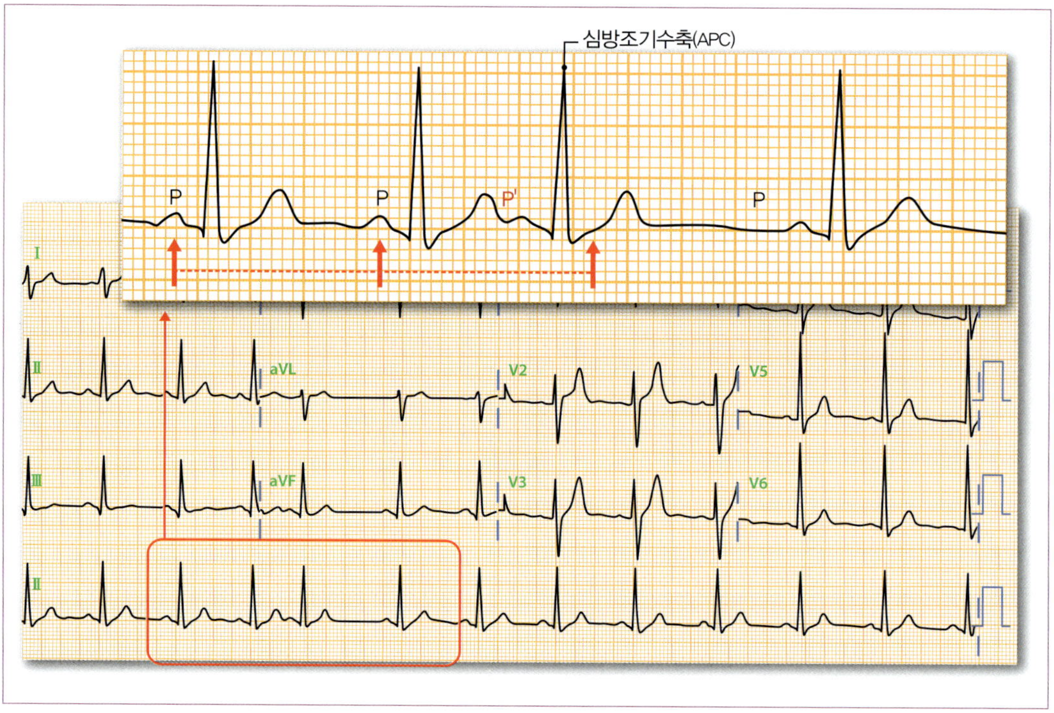

[그림 11–7] 심방조기수축(APC)의 심전도

2 심방심실이음부조기수축

심방심실이음부조기수축(방실접합부조기수축, junctional premature contraction, JPC 또는 JPB, PJC)은 심방심실이음부(방실접합부)에서 발생한 자극(흥분)이 굴심방결절(동결절)에서 생성한 자극보다 먼저 심방이나 심실을 수축시키는 부정맥으로, 심방이나 심실의 어느 쪽으로 자극이 먼저 전도되어 탈분극시키는가에 따라 P'파는 QRS군의 바로 앞이나 뒤, 또는 중첩되어 숨기도 한다. 만일 심방조기수축(APC)의 발생부위가 심방심실이음부(방실접합부)와 인접한 곳이라면 심전도로 이 둘을 구별하기가 쉽지 않으며, 이런 경우에는 심실 위쪽에서 생긴 조기수축이라는 의미로 **심실위조기수축**(심실상성조기수축, supraventricular premature contraction, SVPC)이라고 부르기도 한다.

■ 심전도 소견(그림 11-8)

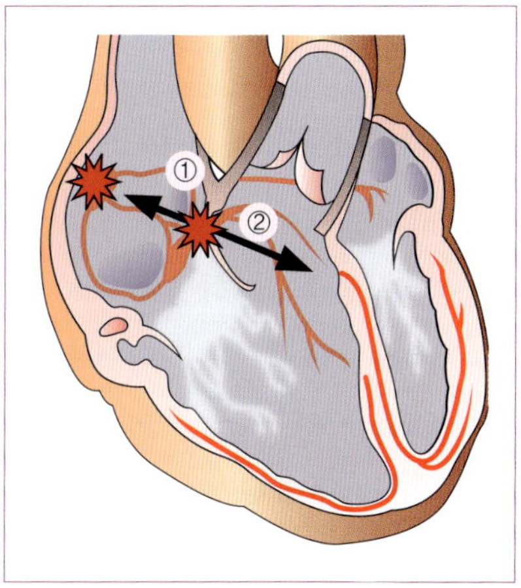

① 역전된 P파가 QRS군 바로 앞에 출현(PR간격 < 0.12초)하거나(①의 전도가 ②보다 조금 더 빠른 경우), QRS군 바로 뒤에 출현하거나(②의 전도가 ①보다 조금 더 빠른 경우), QRS군에 묻혀서 P파가 보이지 않을 수도 있다(①과 ②가 거의 동시에 전도될 경우).

② P파가 보인다면 II, III, aVF 유도에서 역전된 P파(retrograde P wave)로 나타난다.

③ QRS군의 모양과 폭은 대개 정상이다(narrow QRS complex).

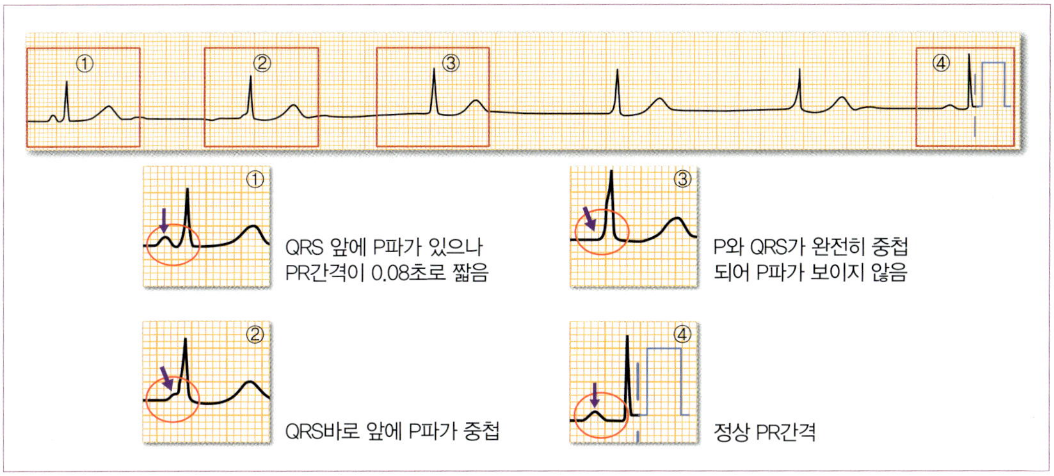

[그림 11-8] 심방심실이음부조기수축(JPC)의 심전도

3 심실조기수축

심실조기수축(ventricular premature contraction, VPC 또는 VPB, PVC)은 히스다발(히스속, His bundle) 아래의 심실부위에서 조기에 자극을 생성하는 부정맥으로, 심실성 부정맥이기 때문에 QRS군의 모양에 변형이 생기는 것이 특징이다(폭이 넓은 QRS).

정상인에게서도 발생하며 심장동맥(관상동맥)질환, 심장근육염(심근염) 등에서 발생하는 경우가 많고, 디기탈리스(digitalis) 중독으로도 발생한다. 정상인에게서 나타나는 경우는 주로 단일형(monomorphic)이며 빈도가 드문 경우가 많고, 다원성(multifocal)으로 빈번하게 출현하거나 연속적으로 출현하는 경우가 많으면 다른 기질적 질환에 의한 발생일 가능성이 높고 심장근육이 매우 흥분하기 쉬운 상태에 있다는 것을 의미하므로 각별한 주의가 필요하다.

치료 목표는 증상을 없애고 심실빠른맥(심실빈맥)이나 심실잔떨림(심실세동)의 발생을 예방하는 것인데, 만일 심장질환이 없고 심실조기수축으로 인한 증상이 없다면 치료할 필요는 없다.

■ 심전도 소견(그림 11-9)

① 비정상적으로 폭넓은(≥ 0.12sec) QRS군이 이른 시기에 출현한다.

② P파는 대개 QRS 안에 숨어서 보이지 않거나 QRS군보다 조금 늦게 출현한다.

③ T파는 대개 QRS와 반대방향의 패턴을 보인다.

④ 대개 보상성 휴지기(compensatory pause)를 갖는다.

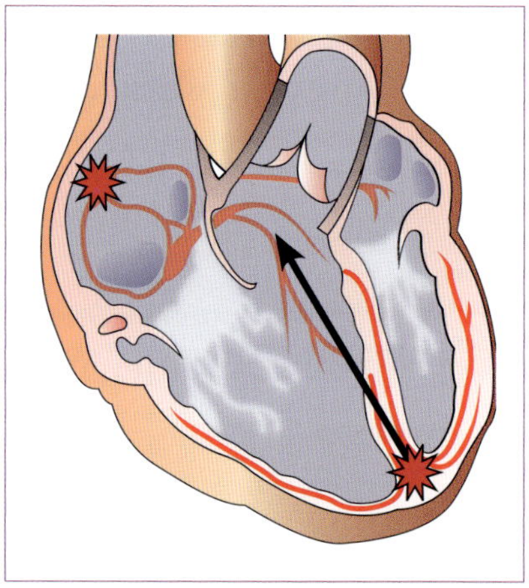

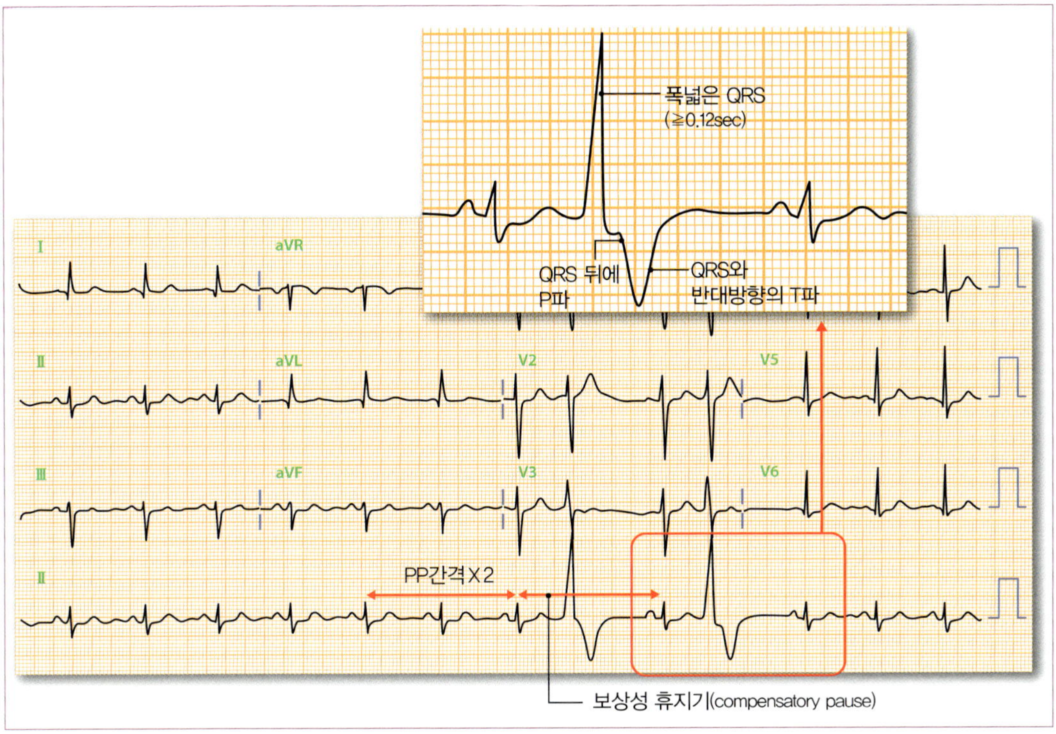

[그림 11-9] 심실조기수축(VPC)의 심전도

04 심방빠른맥과 심실빠른맥

1 심방빠른맥

심방빠른맥(심방빈맥, atrial tachycardia, AT)은 심방에서 동시다발적으로 매우 빠르고(100회/분 이상) 불규칙하게 자극을 발생시킴으로써 심방을 매우 빠르고 불규칙적으로 흥분시키는 부정맥이다. 심방조기수축(APC)이 3개 이상 연속적으로 발생하며 심방의 박동수가 100bpm 이상인 경우도 심방빠른맥(심방빈맥)이라고 한다.

정상인에게서 나타나기도 하며, 심장질환이나 갑상샘항진증(갑상선기능항진증), 폐색전증 등에서 발생하기도 한다. 주로 원인 질환에 대해 치료하며, 심장박동수가 너무 빨라서 환자가 증상을 호소하는 경우에는 심장박동수를 낮추기 위하여 약제[β차단제(β blocker), 칼슘통로 차단제(calcium channel blocker)]를 쓰기도 하고, 심방빠른맥을 종료시키기 위하여 항부정맥제나 전기충격치료를 하기도 한다.

■ 심전도 소견(그림 11-10)

① 이소성 P'파가 100회 이상(120~200회/분 정도)으로 나타난다.
(또는 APC가 100회/분 이상으로 3개 이상 연속적으로 발생한다)

② 심방의 파형(P'P'간격) 사이에는 등전위선(isoelectric line)이 있다. P'R간격 < RP'간격

③ QRS군과 T파는 대부분 정상이다.

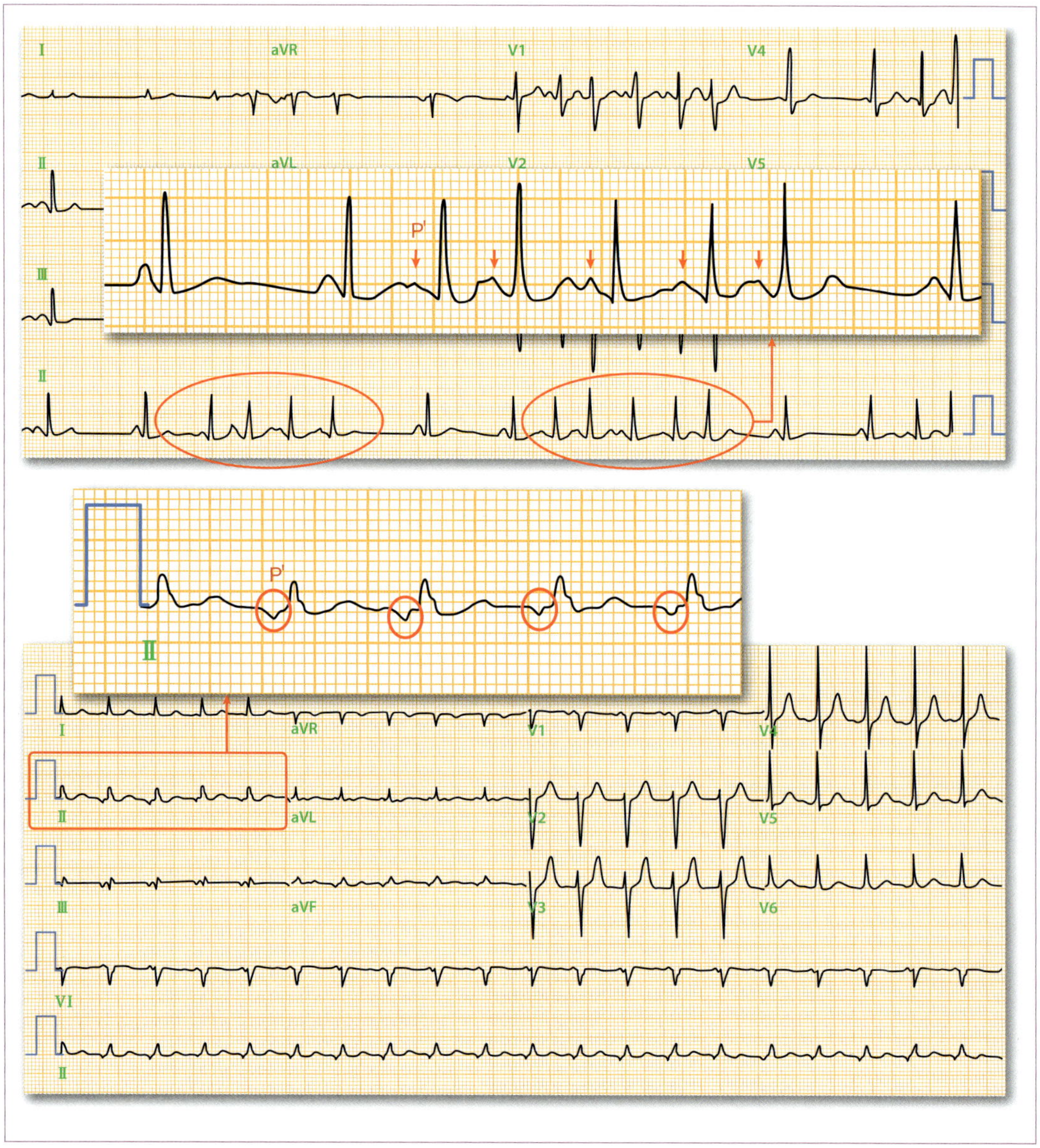

[그림 11-10] 심방빠른맥(AT)의 심전도

2 심실빠른맥

심실빠른맥(심실빈맥, ventricular tachycardia, VT)은 심실조기수축(VPC)이 100회/분 이상으로 3개 이상 연속해서 발생하는 경우를 말한다. 심실빠른맥이 30초 이상 지속되는 경우를 지속형 심실빠른맥(sustained VT)이라고 하고, 30초 이내에 자연히 종료되는 것을 비지속형 심실빠른맥(non-sustained VT)이라고 한다.

일반적으로 지속형 심실빠른맥과 비지속형 심실빠른맥이지만 심장질환을 동반하는 경우나 심실빠른맥으로 인한 증상이 있는 경우에는 치료 대상이 되며, 심장질환이 없는 비지속형 심실빠른맥이면서 증상이 없는 경우라면 일단은 주의 깊게 지속적으로 관찰한다.

■ 심전도 소견(그림 11-11)

① 심실조기수축(VPC)으로 인한 박동이 100회/분 이상으로 3개 이상 연속적으로 출현한다.

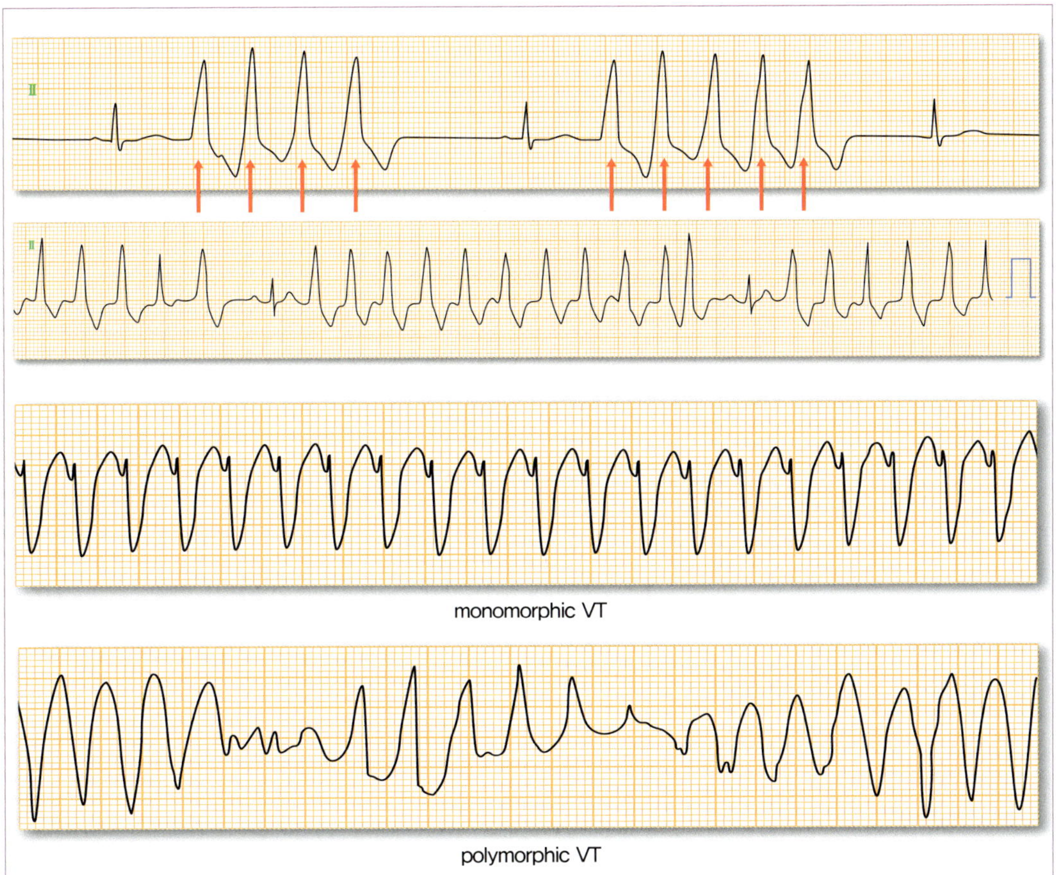

[그림 11-11] 심실빠른맥(VT)의 심전도

05 심방잔떨림과 심방된떨림

심방잔떨림(심방세동, atrial fibrillation, Afib.)과 심방된떨림(심방조동, atrial flutter, AF)은 발생 기전이 조금 다르지만, 둘 다 심방에서 생기는 빠른맥(빈맥)의 한 종류이다. 심방잔떨림은 조기수축 다음으로 흔한 부정맥으로 알려져 있으며, 심방된떨림은 심방잔떨림에 비해 발생 빈도는 드문 편이다. 발작성(paroxysmal)으로 갑자기 생기는 심방잔떨림이나 심방된떨림은 심장질환이 없는 경우에도 발생하지만, 만성적인 심방잔떨림과 심방된떨림은 대부분 심장 질환이 있는 경우에 발생한다.

심방잔떨림은 심방의 여러 부위에서 동시다발적으로 매우 빠르고 불규칙하게 자극을 발생시킴으로써 심방을 매우 빠르고 불규칙적으로 흥분시키고, 심방된떨림은 심방의 회귀기전(reentry)에 의해 심방을 빠르고 비정상적으로 흥분시키는 부정맥으로 심방잔떨림에 비해 비교적 규칙적이다.

심방잔떨림과 심방된떨림이 지속되면 심방 기능이 떨어져 심박출량이 저하되고, 심방 내 혈전을 형성하여 색전증을 일으키기도 한다. 치료는 기본적으로 리듬을 정상으로 전환시키거나 심장박동수를 조절하며, 혈전에 의한 색전증을 예방하기 위해 항응고 치료를 병행한다.

1 심방잔떨림

■ 심전도 소견(그림 11-12)

① 이소성 P'파가 350~600회/분, 매우 불규칙한 세동파(f파)

② PR간격 : 100~160회/분 정도로 매우 불규칙(irregularly irregular)

③ ST분절, T파 : 빠른맥형 심방잔떨림이 지속되면 → 심근 허혈 발생 → ST분절과 T파 변화

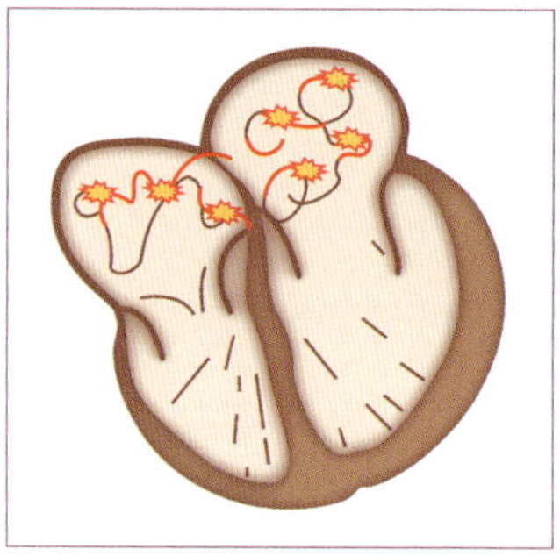

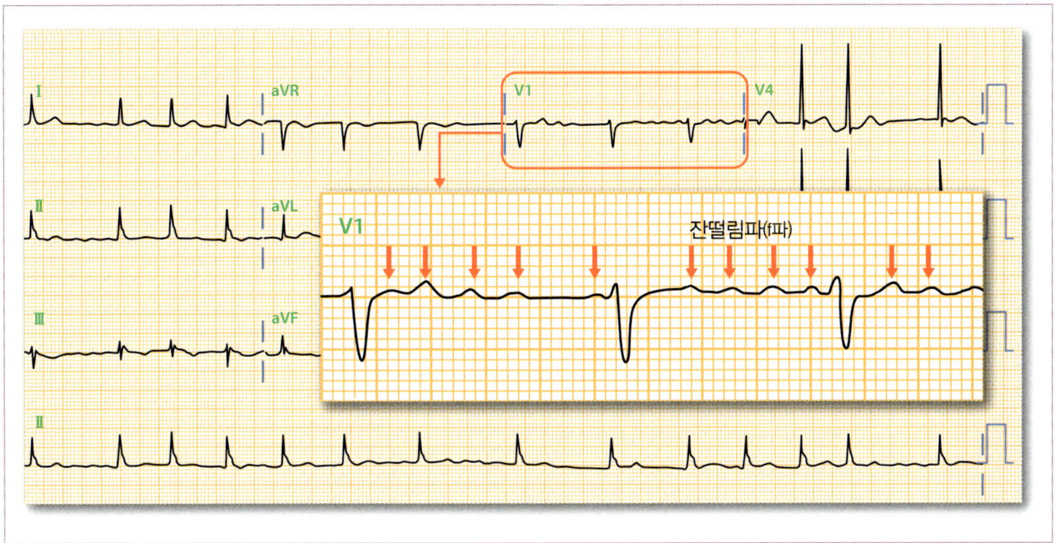

[그림 11-12] 심방잔떨림(Afib.)의 심전도

2 심방된떨림

■ 심전도 소견(그림 11-13)

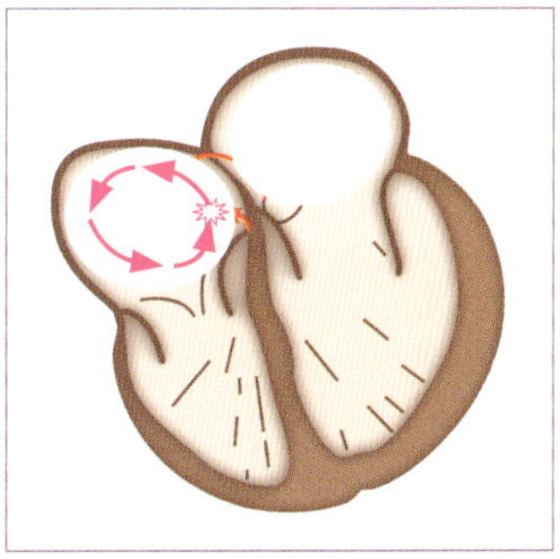

① 이소성 P'파, 220~350회/분, 톱니(saw tooth wave) 모양의 조동파(F파)

② PR간격 : 심방잔떨림에 비해 비교적 규칙적(regularly irregular)

③ 심실에서는 방실전도차단에 의해 2:1, 3:1, 4:1 등의 형태로 전도된다.

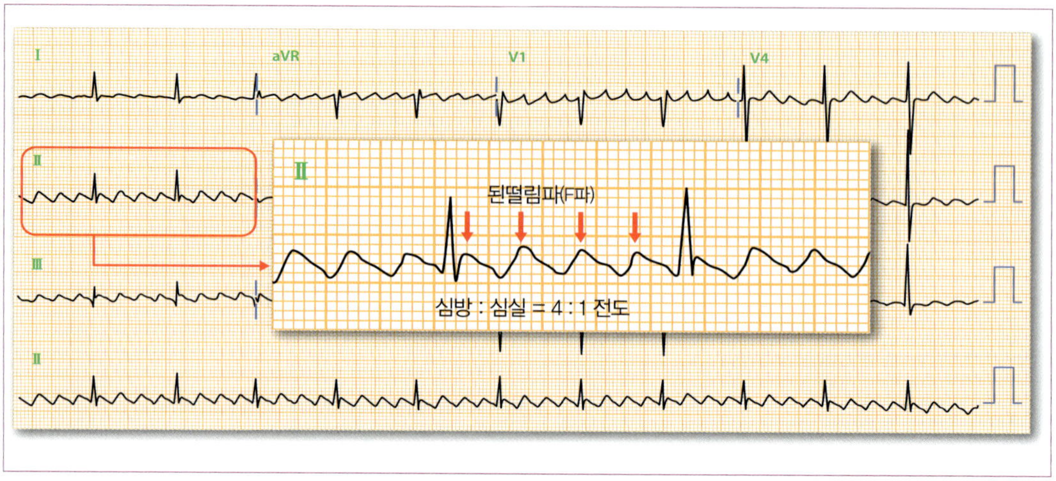

[그림 11-13] 심방된떨림(AF)의 심전도

06 방실차단

심방에서 심실로 전해지는 전기자극의 전도가 차단(block)되는 부정맥으로(표 11-1), 심전도에서 P파와 QRS군의 관계, P파와 QRS군의 모양과 박동수, PR간격 등을 잘 관찰함으로써 진단할 수 있다.

방실전도계의 퇴행성 변성과 경화성 병변, 급성 심근경색, 방실결절의 미주신경 활동증가, 허혈 등이 원인으로 발생하며, 느린맥(서맥)으로 인한 심박출량 감소로 전신쇠약감, 운동 시 호흡곤란, 현기증, 실신 등의 증상이 나타날 수 있다.

[표 11-1] 방실차단의 종류

불완전 방실차단 (incomplete AV block)	1도 방실차단(1st degree AV block)	
	2도 방실차단(2nd degree AV block)	모비츠(Mobitz) Ⅰ형(=Wenckebach)
		모비츠(Mobitz) Ⅱ형
	고도 방실차단(high grade AV block)	
완전 방실차단(complete AV block)	3도 방실차단(3rd degree AV block)	

1 1도 방실차단

1도 방실차단(1st degree AV block)은 심방에서 심실로 전해지는 전기자극은 차단 없이 모두 전달되나 그 시간이 정상보다 지연되는 부정맥을 말한다.

■ 심전도 소견(그림 11-14)

① PR(PQ)간격 : 연장(≧ 0.21sec)

② P파 : QRS군 = 1 : 1로 전도되며, QRS군의 탈락 없음

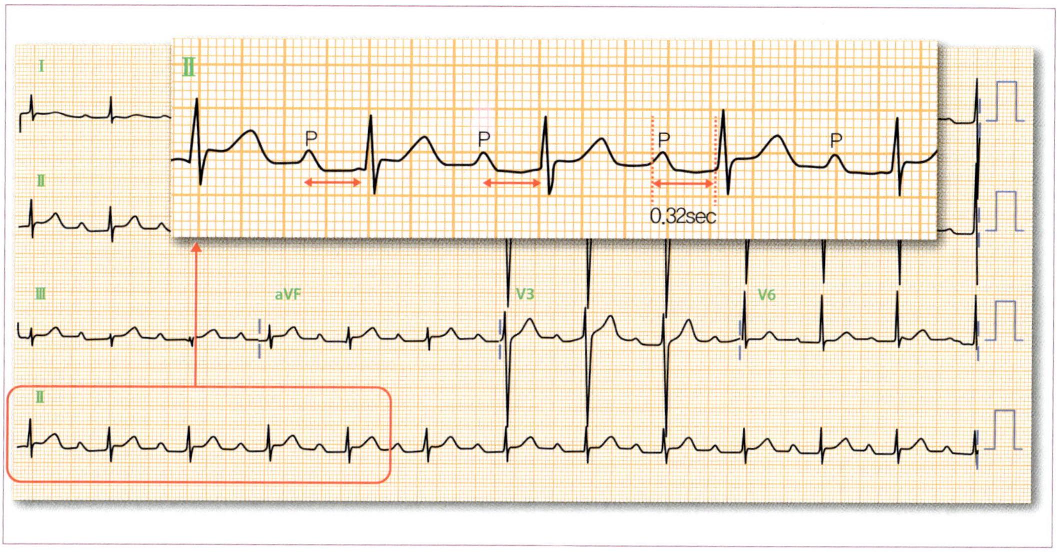

[그림 11-14] 1도 방실차단의 심전도

2 2도 방실차단의 모비츠 Ⅰ형

2도 방실차단의 모비츠 Ⅰ형(2nd degree AV block, Mobitz type I or Wenckebach)은 심방에서 심실로 가는 전기자극의 전도가 점차 지연되다가 한 번씩 차단(block)되는 부정맥을 말하며, 대부분 예후가 양호하여 증상이 없으면 특별한 치료는 필요 없다.

■ 심전도 소견(그림 11-15)

① PR(PQ)간격이 점차 연장(prolongation)되다가 QRS군이 탈락(QRS군을 동반하지 않는 P파 출현)

② 방실차단 직전과 직후의 PR(PQ)간격의 차이가 가장 뚜렷

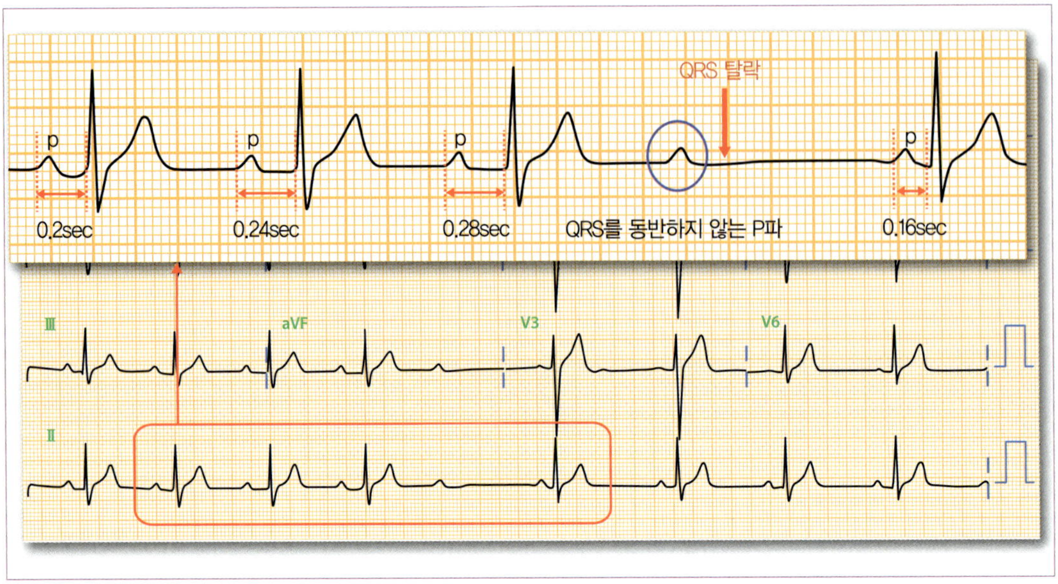

[그림 11-15] 2도 방실차단 모비츠 I형의 심전도

3 2도 방실차단의 모비츠 II형

2도 방실차단의 모비츠 II형(2nd degree AV block, Mobitz type II)은 심방에서 심실로 가는 전기자극의 전도가 갑자기 차단(block)되는 부정맥을 말하며, 대개 차단부위가 히스다발(히스속, His bundle) 아래인 경우가 많아 예후가 비교적 좋지 않다.

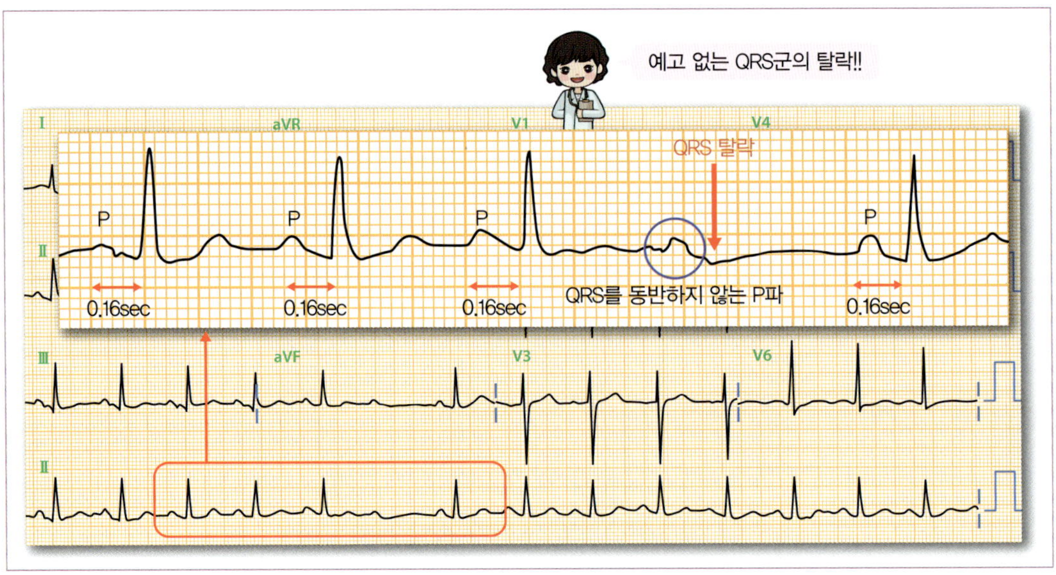

[그림 11-16] 2도 방실차단 모비츠 II형의 심전도

■ **심전도 소견**(그림 11-16)

① PR(PQ)간격이 일정하다가 갑자기 QRS군이 탈락

② QRS군 모양 : 정상 또는 다발갈래차단(BBB)형

4 고도 방실차단

고도 방실차단(high grade AV block)은 2개 이상의 P파 후에 QRS군이 나타나는 2:1, 3:1, 4:1 등의 방실차단을 말한다(**그림 11-17**). 대개 심장박동기 치료가 필요하다.

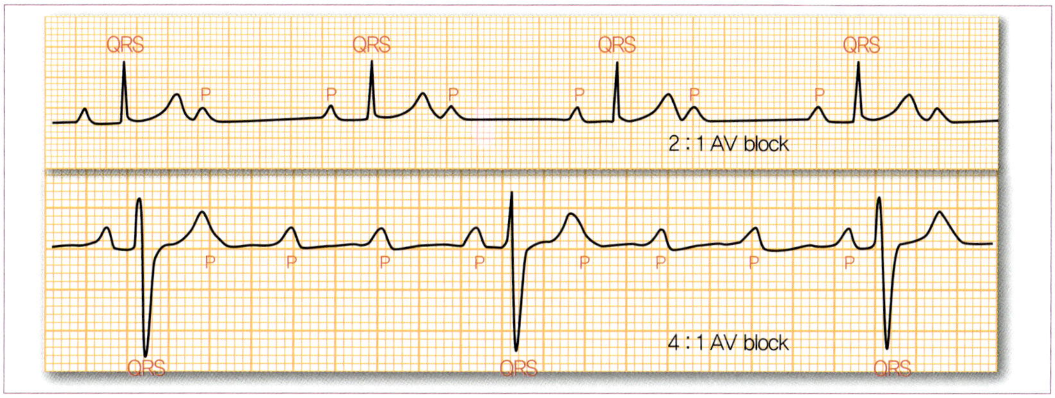

[그림 11-17] **고도 방실차단의 심전도**

5 3도 방실차단 또는 완전방실차단

3도 방실차단 또는 완전방실차단(3rd degree AV block, complet AV block)은 심방에서 심실로 가는 전기자극의 전도가 완전히 차단(block)되어 심방과 심실이 각각 독립적으로 박동하는 상태로, 완전방실차단(complete AV block)이라고도 한다(P파와 QRS군은 서로 유기적인 관련성이 전혀 없음). 예후가 나쁘며, 느린맥(서맥)으로 인한 증상이 있거나 심장돌연사의 위험이 있는 경우 인공심장박동기(pacemaker) 치료를 한다.

완전방실차단의 차단부위는 심전도에 의해 어느 정도 추측이 가능한데 **표 11-2**와 같다.

[표 11-2] **완전방실차단의 차단부위**

차단 부위	QRS군의 모양	심실박동수(HR)
방실결절 또는 히스다발 내	폭이 좁은 정상 모양(narrow QRS)	50회/분 이상
히스다발 아래	폭넓은 다발갈래차단 모양(wide QRS)	30회/분 이하

■ **심전도 소견**(그림 11-18)

① P파와 QRS군의 출현 : 연관성 전혀 없음
PR(PQ)간격 : 규칙성 전혀 없음

② P파는 P파대로 일정한 간격이며, QRS군은 QRS 군대로 일정한 간격을 보인다.

③ QRS군의 모양 : 차단부위에 따라 정상 또는 폭넓은 다발갈래차단(BBB)형

④ 심장박동수 : 매우 느린 편(약 30~50회/분)

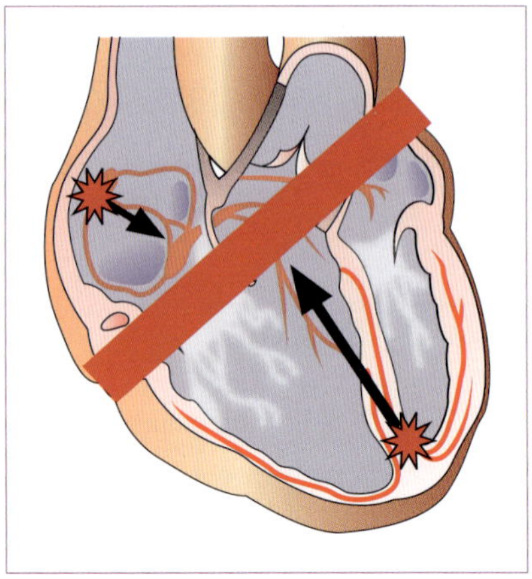

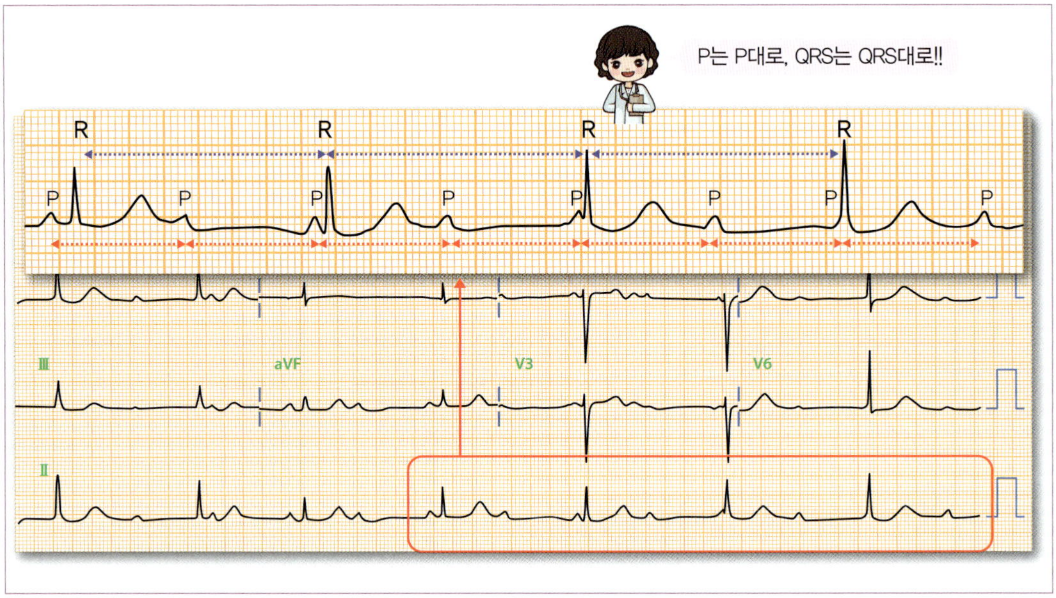

[그림 11-18] 3도 방실차단의 심전도

07 심실내차단

심실내전도(intraventricular conduction)는 오른갈래(우각, right bundle branch)와 왼갈래(좌각, left bundle branch)에 의해 이루어지는데, 왼갈래는 다시 왼갈래앞섬유다발(좌각전섬유속, left anterior fascicle)과 왼갈래뒤섬유다발(좌각후섬유속, left posterior fascicle)로 나뉜다. 이들 중 어느 1개 이상의 전도로가 차단되어 해당 심실로 가는 전기자극의 전도가 지연되는 현상을 **심실내차단**(intraventricular block)이라고 한다.

전도로가 1개 차단되면 단다발차단(1섬유속차단, unifascicular block), 2개 차단되면 두다발차단(2섬유속차단, bifascicular block), 3개 모두 차단되면 세다발차단(3섬유속차단, trifascicular block)이라고 하며, 오른심실로 향하는 전도로가 차단되었을 때를 오른갈래차단(우각차단, right bundle branch block, RBBB), 왼심실로 향하는 전도로가 차단되었을 때를 왼갈래차단(좌각차단, left bundle branch block, LBBB)이라고 하는데, 왼갈래차단은 왼갈래앞섬유다발(좌각전섬유속)과 왼갈래뒤섬유다발(좌후섬유속)이 모두 차단된 두다발차단이다.

1 오른다발차단(RBBB)

오른다발차단(우각차단, right bundle branch block, RBBB)은 심실로 가는 자극전도계 중 오른심실로 향하는 전도로가 차단되는 부정맥을 말하며, 심실 전도는 ①심실사이막(심실중격) 및 왼심실(전도계를 통한 전도) → ②오른심실이 늦게 탈분극된다[좌심실에서의 세포 간 전도(cell to cell conduction)](그림 11-19).

세포 간 전도(cell to cell conduction)는 자극전도계를 통한 전도에 비해 전도속도가 현저히 느리다.

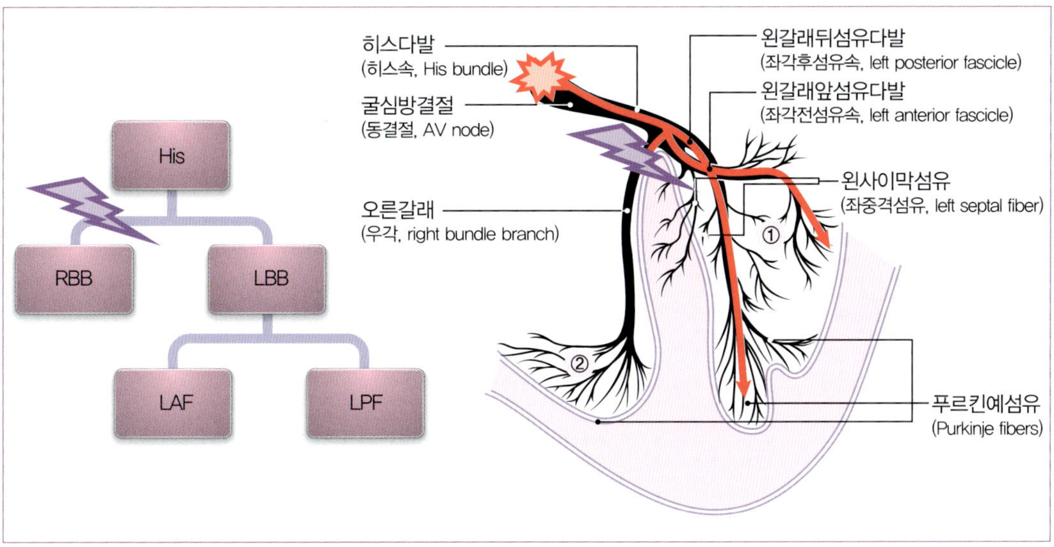

[그림 11-19] 오른다발차단(RBBB)

■ 심전도 소견(그림 11-20)

- V1~2 유도 : ① QRS폭 ≧ 0.12초, rsR'(Rr')패턴
  ② ST 하강과 T파 역위
  ③ 심실활성시간(VAT) ≧ 0.06초
- I, V5~6 유도 : 깊고 넓은 S파(≧ 0.04초)

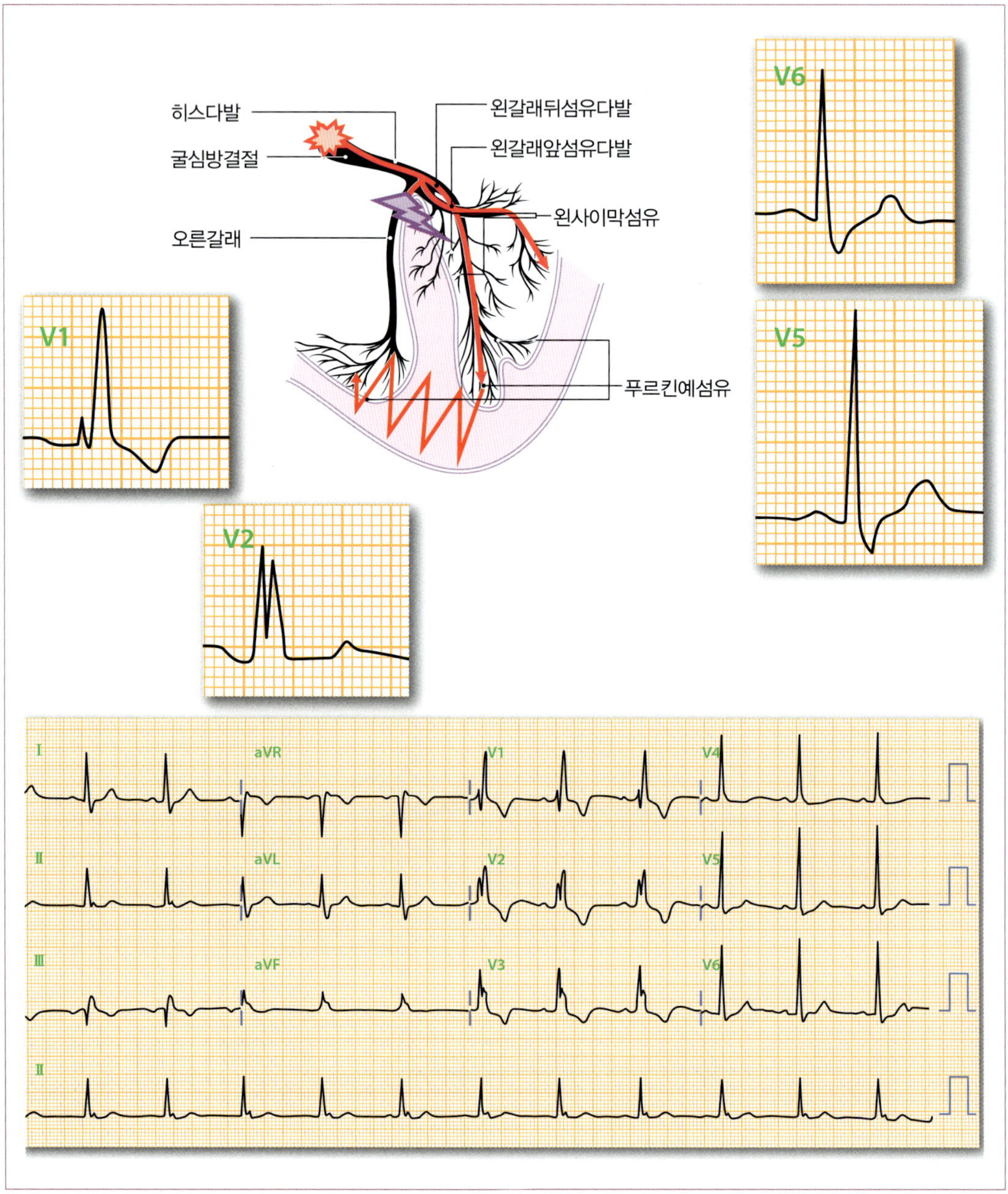

[그림 11-20] 오른다발차단(RBBB)의 심전도

2 왼다발차단(LBBB)

왼다발차단(좌각차단, left bundle branch block, LBBB)은 좌심실로 향하는 자극전도계가 모두 차단되는 부정맥을 말하며, 심실 전도는 ①오른심실 정상 전도 → ②심실사이막 및 왼심실(오른심실에서의 세포 간 전도)이 늦게 탈분극된다(그림 11-21).

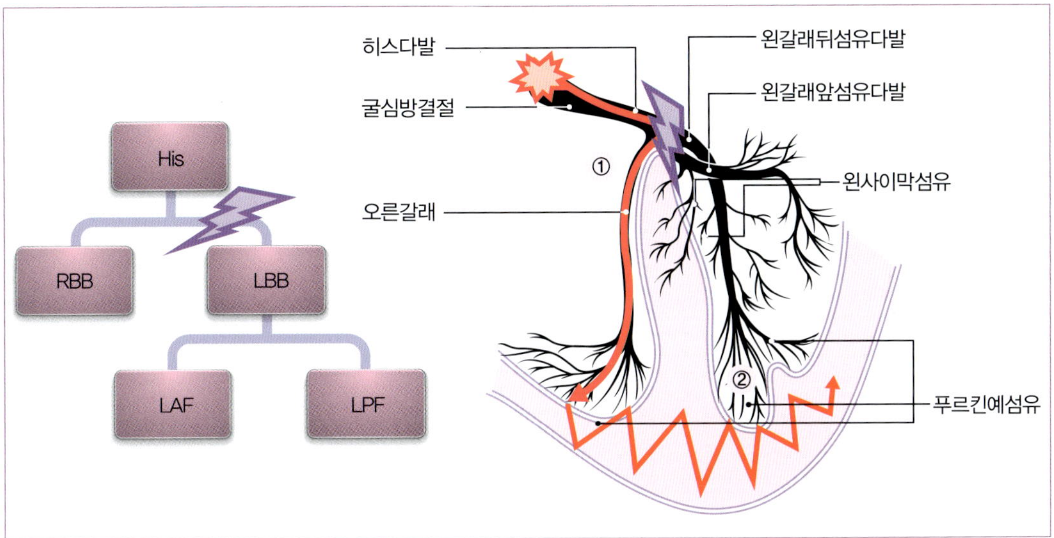

[그림 11-21] 왼다발차단(LBBB)

■ 심전도 소견(그림 11-22)

- QRS폭 ≧ 0.12초
- V1~2 유도 : QS(qrS, rS)패턴
- I, aVL, V5~6 유도 : slurred R, rsR' or RsR', 초기 q파 없음
- V5~6 유도 : 심실활성시간 ≧ 0.09초

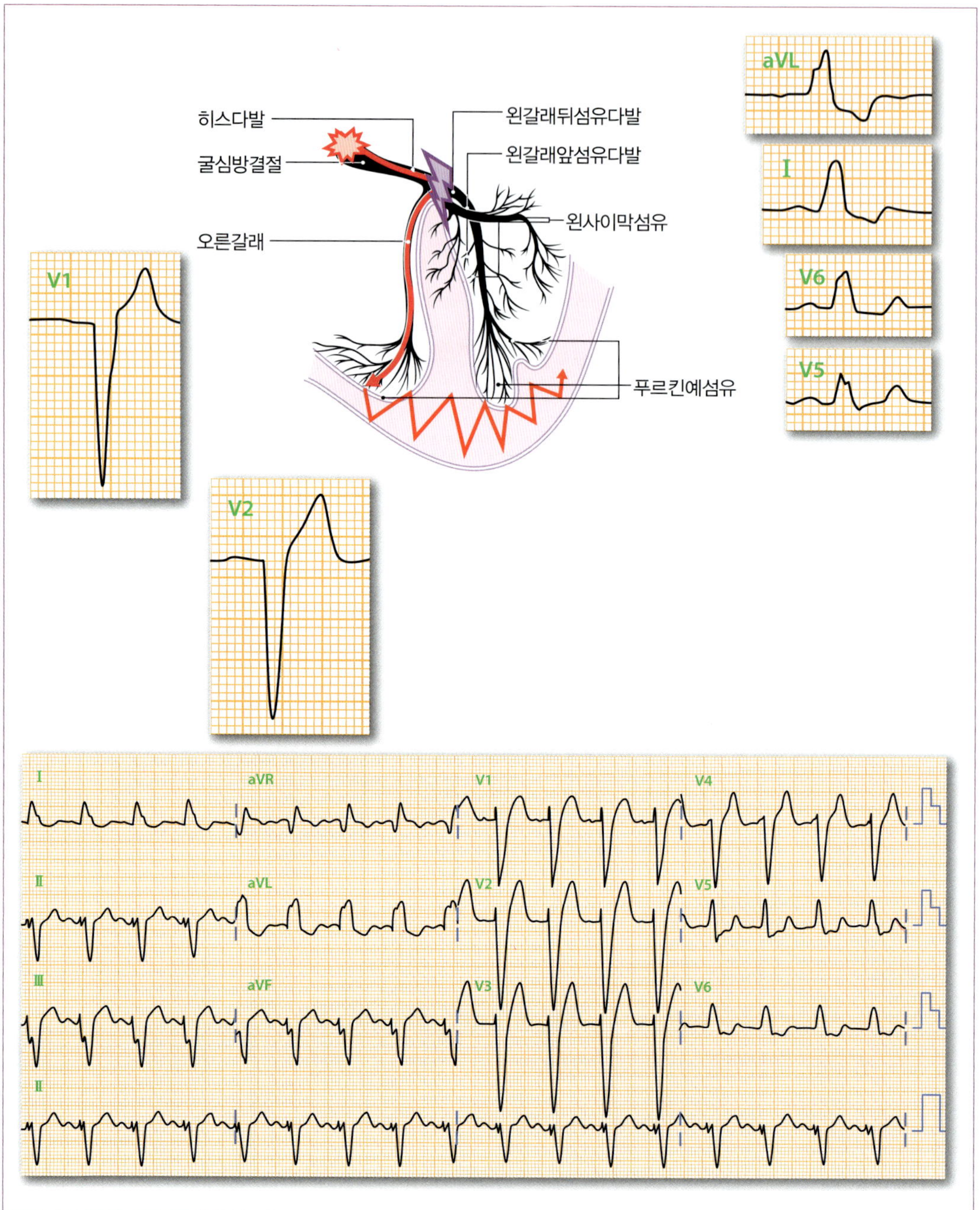

[그림 11-22] 왼다발차단(LBBB)의 심전도

정상과 다발갈래차단의 심전도 비교

	V1	V6
정상	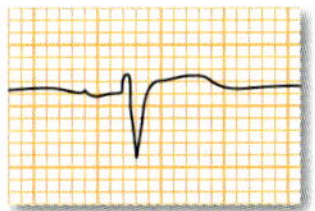	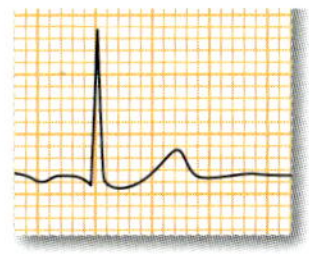
RBBB	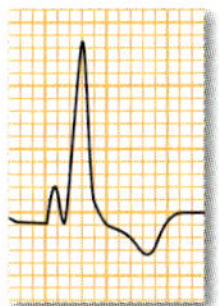	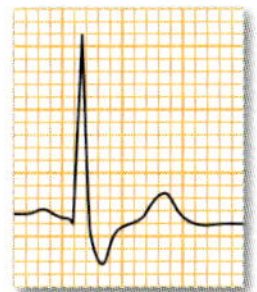
LBBB	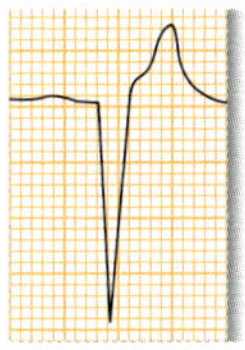	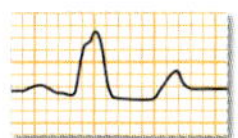

3 왼갈래앞섬유다발차단(LAFB)

왼갈래앞섬유다발차단(좌각전섬유속차단, left anterior fascicular block, LAFB)은 왼심실의 앞과 위쪽 부분으로 가늘고 길게 분포한 전도로의 차단을 말하며, 왼심실의 자극은 ①뒤쪽 및 아래쪽 → ②앞쪽 및 위쪽으로 전도된다(**그림 11-23**).

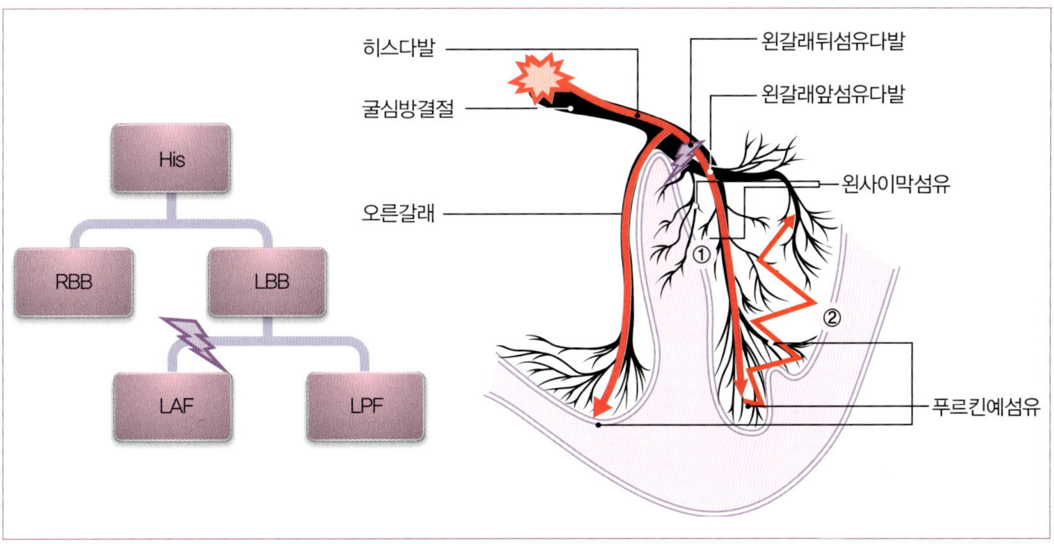

[그림 11-23] **왼갈래앞섬유다발차단(LAFB)**

■ 심전도 소견(그림 11-24)

- 심한 왼축편위(LAD : −40°~−90°)
- I, aVL 유도 : qR패턴의 QRS
- II, III, aVF 유도 : rS패턴의 QRS
- QRS폭 : 정상

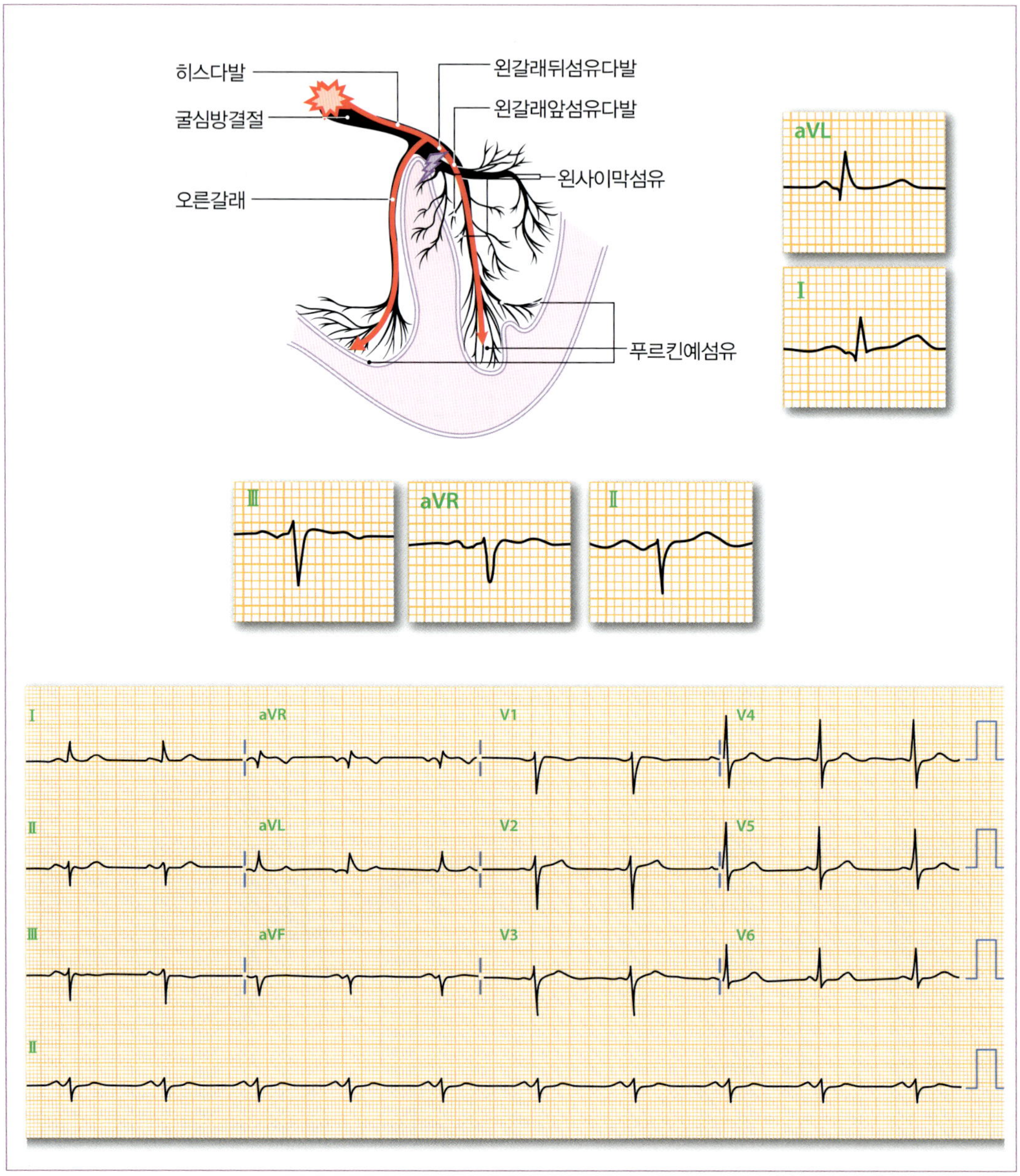

[그림 11-24] 왼갈래앞섬유다발차단(LAFB)의 심전도

4 왼갈래뒤섬유다발차단(LPFB)

왼갈래뒤섬유다발차단(좌각후섬유속차단, left posterior fascicular block, LPFB)은 왼심실의 뒤와 아래쪽 부분으로 넓게 분포한 전도로의 차단을 말하며, 왼심실의 자극은 ①앞쪽 및 위쪽 → ②뒤쪽 및 아래쪽으로 전도된다(그림 11-25).

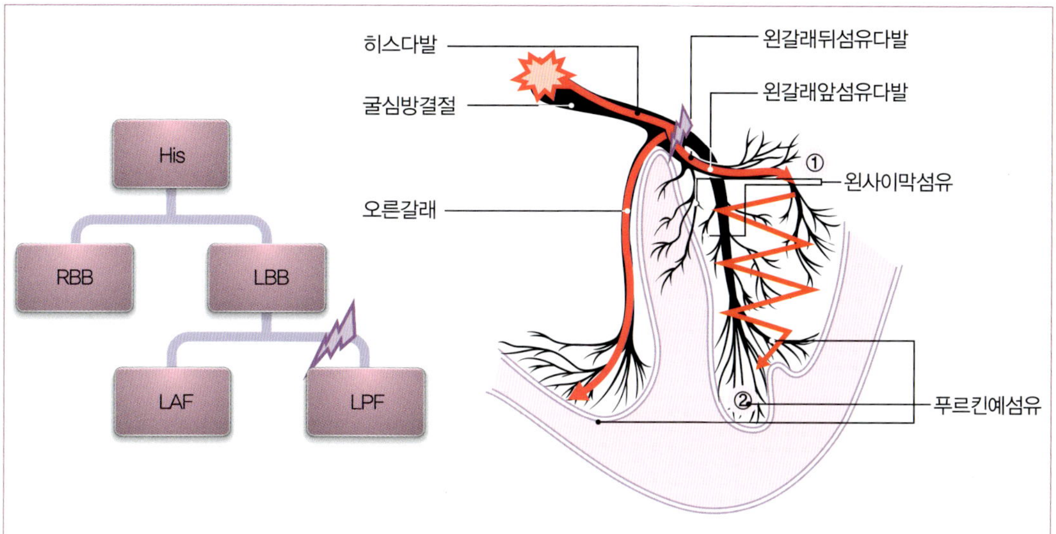

[그림 11-25] 왼갈래뒤섬유다발차단(LPFB)

■ 심전도 소견(그림 11-26)

- 오른축편위(RAD : 90°~120°)
- I, aVL 유도 : rS패턴의 QRS
- II, III, aVF 유도 : qR패턴의 QRS
- QRS폭 : 정상

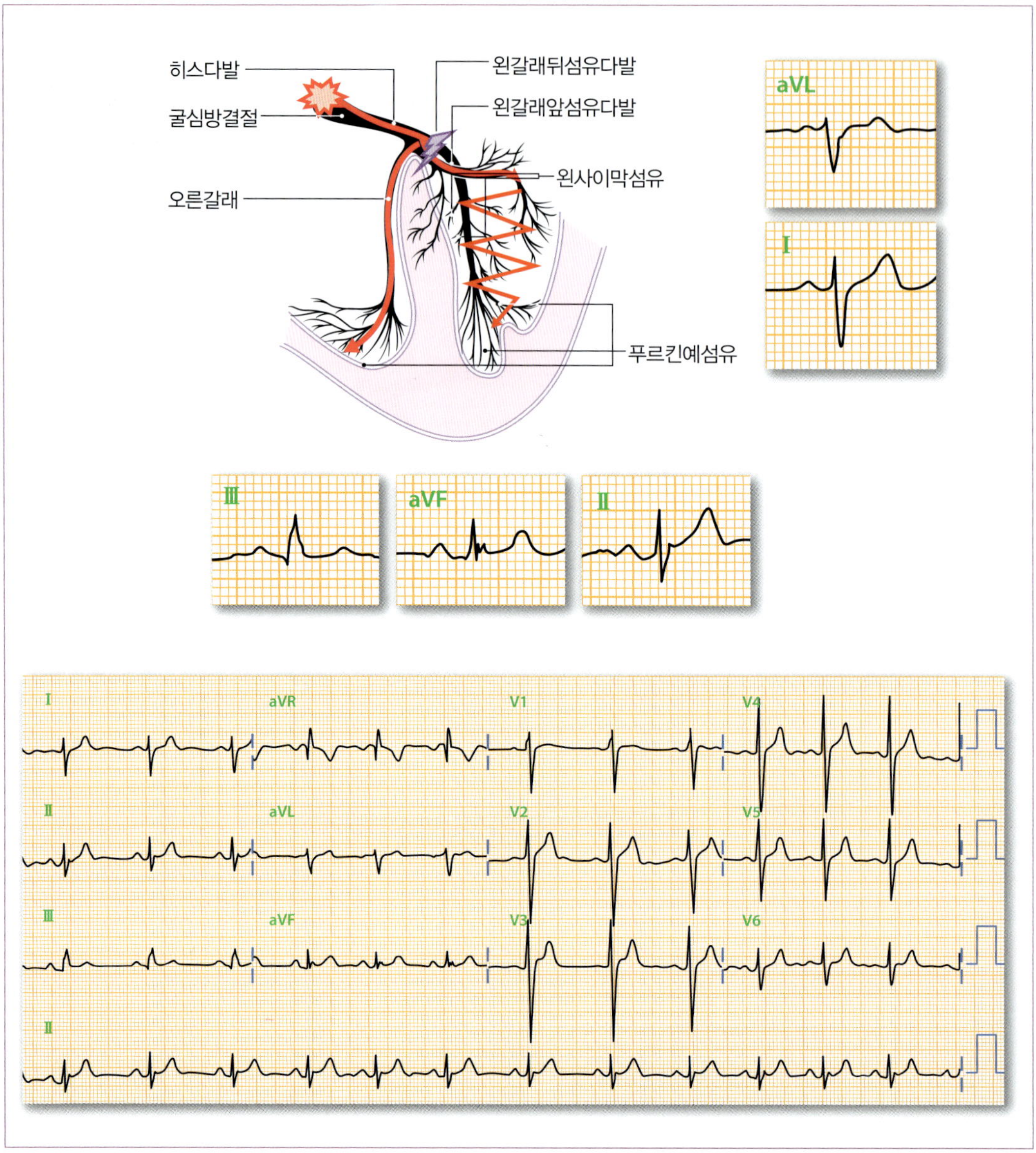

[그림 11-26] 왼갈래뒤섬유다발차단(LPFB)의 심전도

08 조기흥분증후군

조기흥분증후군(preexcitation syndrome)이란 선천적으로 정상전도로(normal conduction pathway) 외에 부전도로(accessory pathway)가 있어서 정상전도로와 부전도로를 통한 자극전도로 인하여 심방이나 심실이 조기에 흥분하여 빠른맥(빈맥, tachycardia)을 일으키는 증후군을 말한다(**그림 11-27**). 그 중에서도 WPW증후군(월프파킨슨화이트증후군, Woff Parkinson White syndrome, WPW syndrome)은 부전도로 중 켄트(Kent)섬유라는 방실부전도로(심방-심실 연결)에 의한 조기흥분증후군이다.

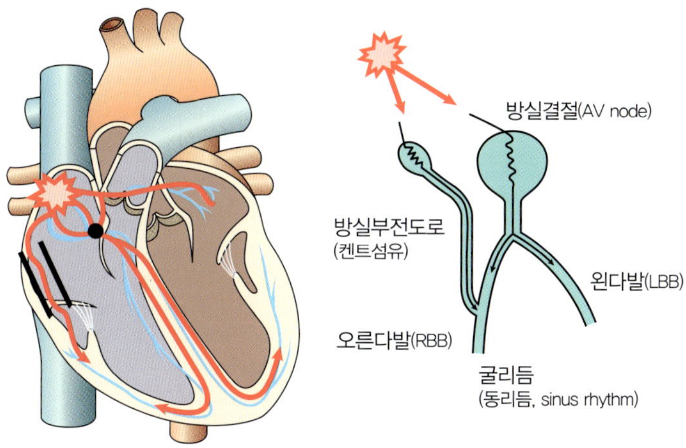

[그림 11-27] **조기흥분증후군**

■ 심전도 소견(그림 11-28)

- PR(PQ)간격 : 단축(< 0.12sec)
- QRS 시작부위에 심실조기흥분을 반영하는 델타파(delta wave) 생성
- QRS폭 : 연장(≥ 0.12sec)

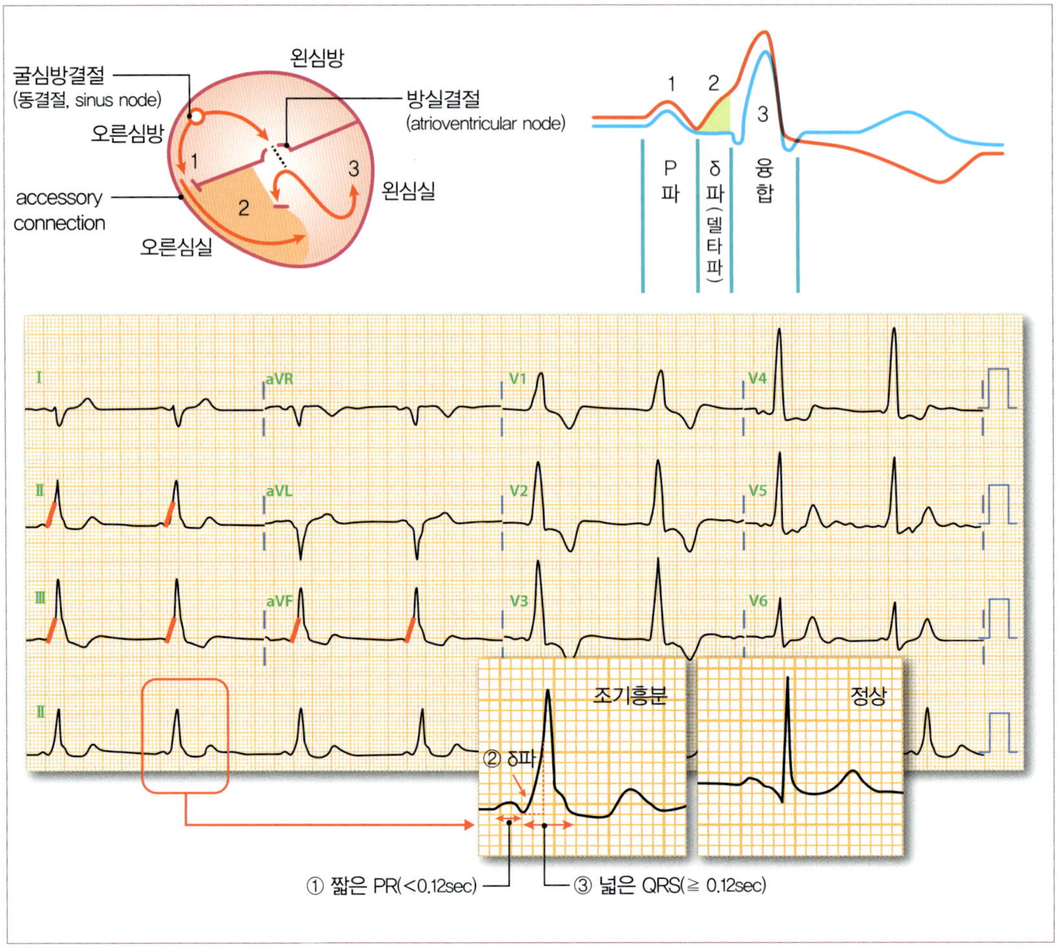

[그림 11-28] 조기흥분증후군의 심전도

• ELECTROCARDIOGRAM •

제12장

심전도 판독의 실제

1. 심전도 판독 : 단계별 접근

학습요약

- 심전도는 일정한 순서에 따라 판독해야 빠짐없이 정확하고 효과적으로 판독할 수 있다. 가능하다면 병력에 대한 정보(신장, 체중, 앓고 있는 질환의 유무, 복용약 등)를 알고 있는 것이 도움이 많이 되고, 이전에 찍었던 심전도가 있다면 함께 비교하여 판독하는 것이 효과적이다.

01 심전도 판독 : 단계별 접근

심전도는 일정한 순서에 따라 판독해야 빠짐없이 정확하고 효과적으로 판독할 수 있다. 가능하다면 병력에 대한 정보(신장, 체중, 앓고 있는 질환 유무, 복용약 등)를 알고 있는 것이 도움이 많이 되며, 이전에 찍었던 심전도가 있다면 함께 비교하여 판독하는 것이 효과적이다.

Step 1 : 기록 상태 확인(전극의 올바른 위치, 인공산물 혼입 여부, 기록조건 등)
Step 2 : 심장박동수 측정
Step 3 : 리듬 관찰
Step 4 : 전도상태 관찰(PR간격, QRS폭, QT간격)
Step 5 : 전기축 측정
Step 6 : P파 관찰
Step 7 : QRS군 관찰
Step 8 : ST분절, T파 관찰
Step 9 : 눈에 띄는 특이 파형 유무 확인

Step 1. 기록 상태와 기록조건 확인하기(그림 12-1)

① 인공산물(artifact) 혼입 여부 확인
② 올바른 유도 여부 확인
③ 기록조건 확인

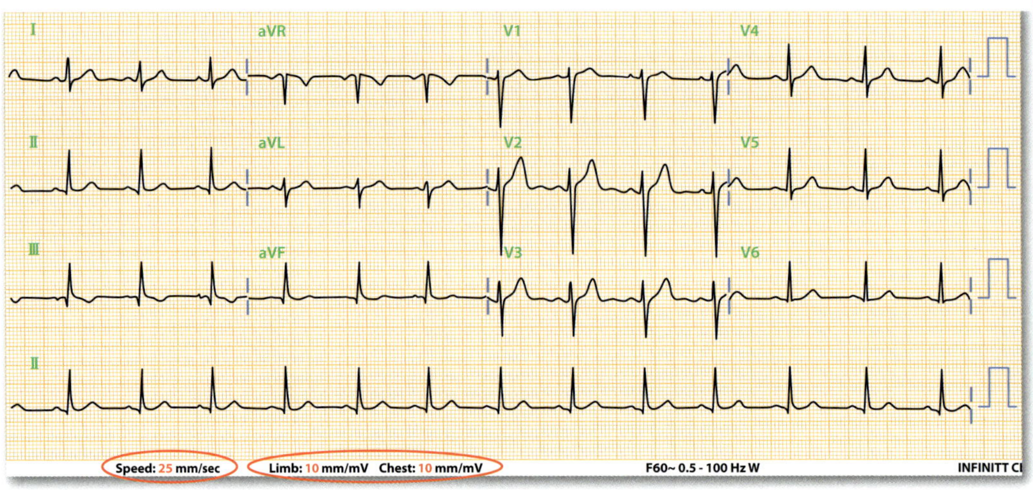

[그림 12-1] 기록 상태와 기록조건 확인

Step 2. 심장박동수(심박수, heart rate) 측정하기(그림 12-2)

① 작은 눈금 계산법(small square) : 1,500 ÷ 19 = 약 79bpm

② 큰 눈금 계산법(large square) : 300 ÷ 4 = 약 75bpm

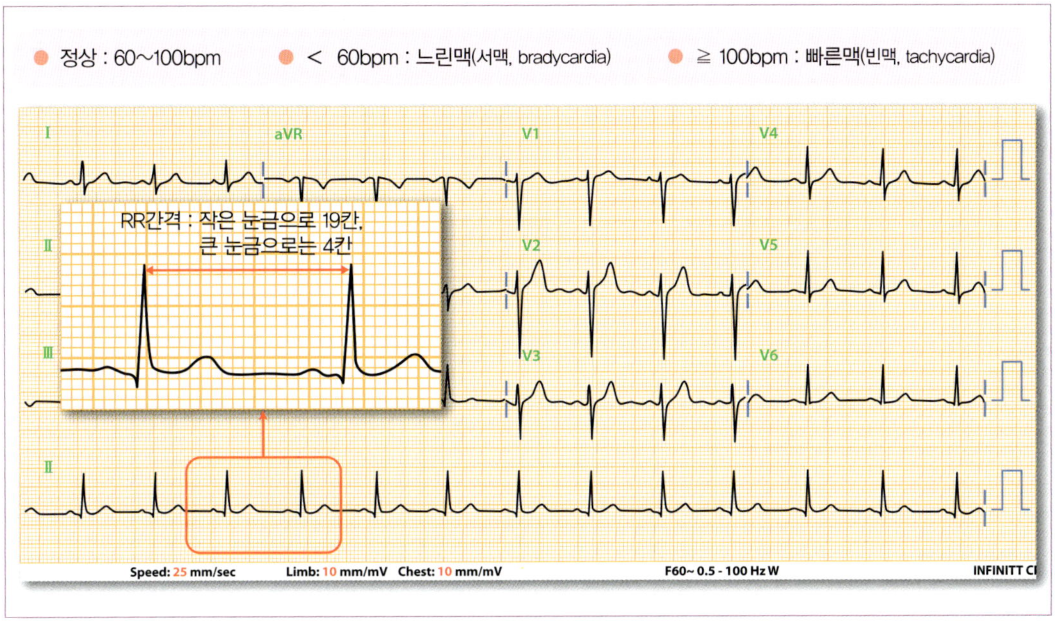

[그림 12-2] 심장박동수 측정

Step 3. 리듬(rhythm) 관찰하기

① 전체적인 RR간격의 규칙성 확인 (그림 12-3)

- longest RR interval - shortest RR interval
- ≧ 0.16 sec : 불규칙 리듬(irregular rhythm)
- < 0.16 sec : 규칙적 리듬(regular rhythm)

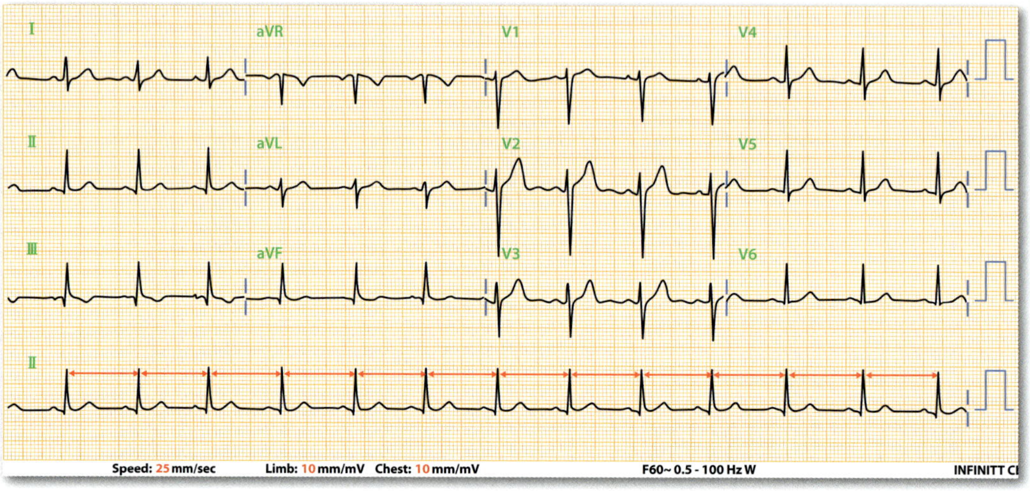

[그림 12-3] 전체적인 RR간격의 규칙성 확인

② 동성 P파(sinus P wave)인지 확인 (그림 12-4)

- 동성 P파(sinus P wave)
  - 같은 유도에서 P파의 모양은 모두 일정하다.
  - I, II, aVF, V4~6 유도에서 양성(+), aVR 유도에서는 음성(-)
- 그렇지 않으면 이소성 P파(ectopic P wave)

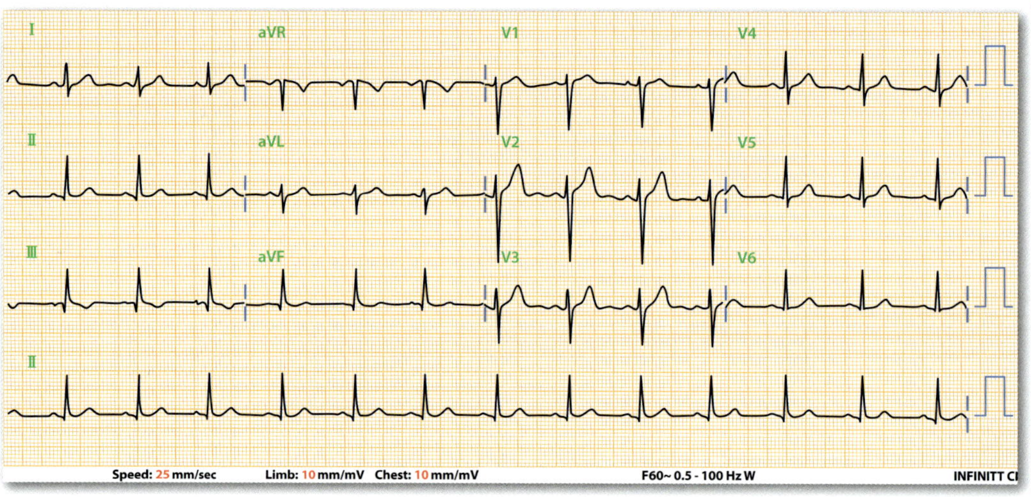

[그림 12-4] 동성 P파인지 확인

Step 4. 자극전도(conduction) 확인하기

① PR간격 확인(그림 12-5)

- 정상 : 0.12~0.2sec(100~200msec)
- ≧ 0.2sec(200msec) : 1도 방실차단(1st degree AV block)

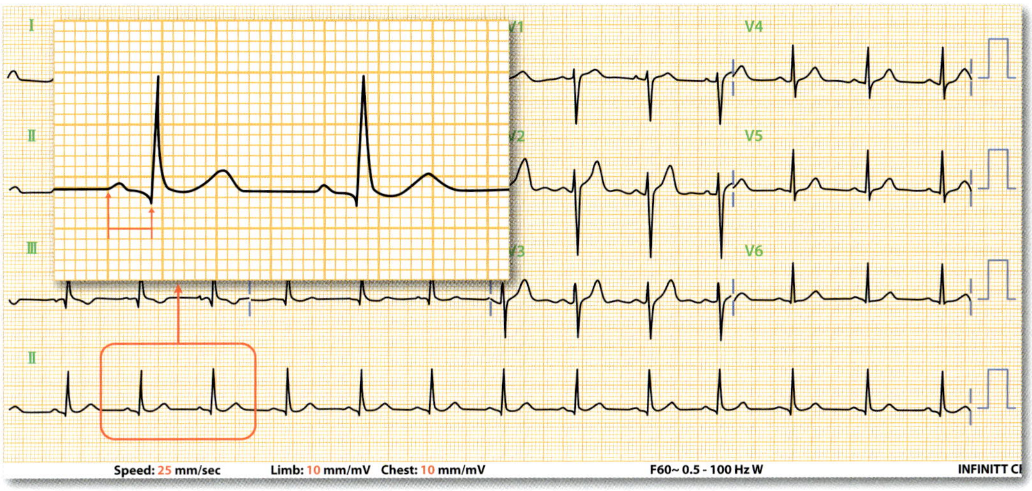

[그림 12-5] PR간격 확인

② QRS폭 확인(그림 12-6, 12-7)

- 정상 : 0.06~0.1sec(최대 0.12sec)
- QRS폭 < 0.12sec : narrow QRS
- QRS폭 ≧ 0.12sec : wide QRS(LBBB, RBBB, 심실리듬 등)

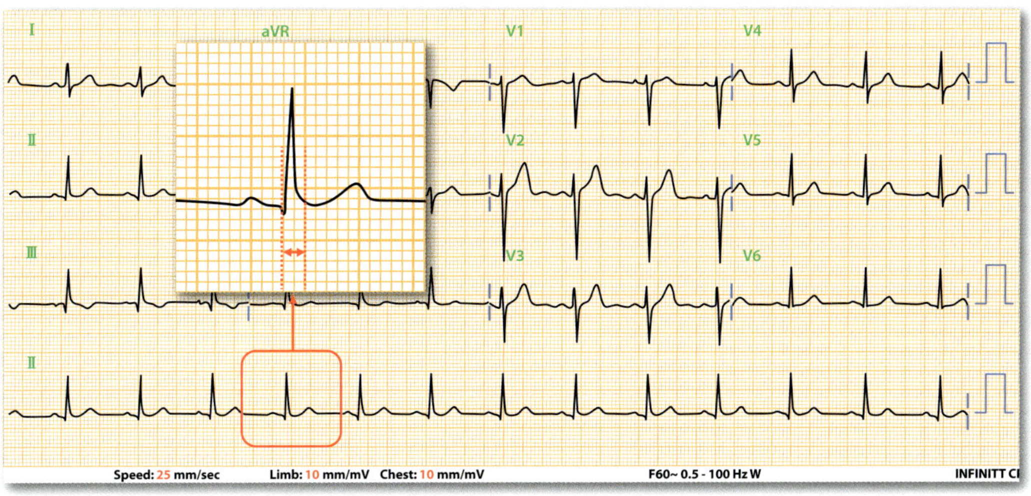

[그림 12-6] QRS폭 확인

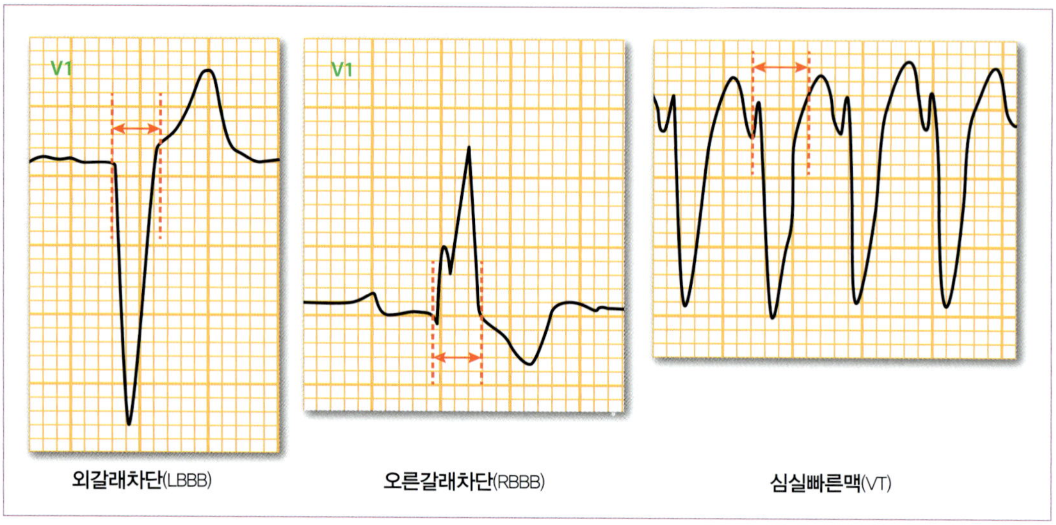

[그림 12-7] 넓은 QRS의 예

③ QT간격 확인(그림 12-8)

- 정상 : < 0.45sec(남), < 0.46sec(여)
- ≧ 0.45sec : QT연장(prolongation)
- ≧ 0.50sec : 심실빠른맥(VT) 위험성 증가

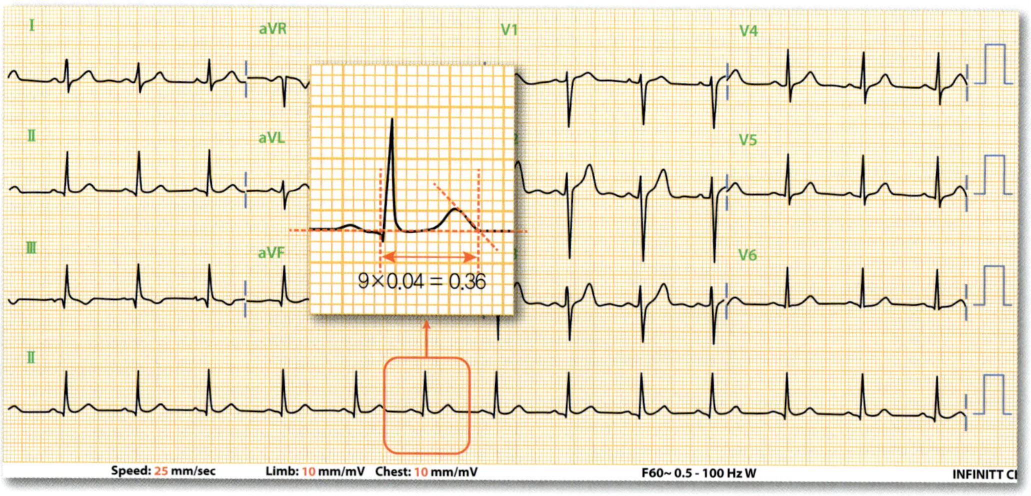

[그림 12-8] QT간격 확인

④ P와 QRS와의 상관관계(그림 12-9)

- 정상
  - P : QRS = 1 : 1로 출현할 것
  - PR간격이 일정할 것
- 그렇지 않으면 방실차단(AV block), 심방잔떨림(Afib.) 등

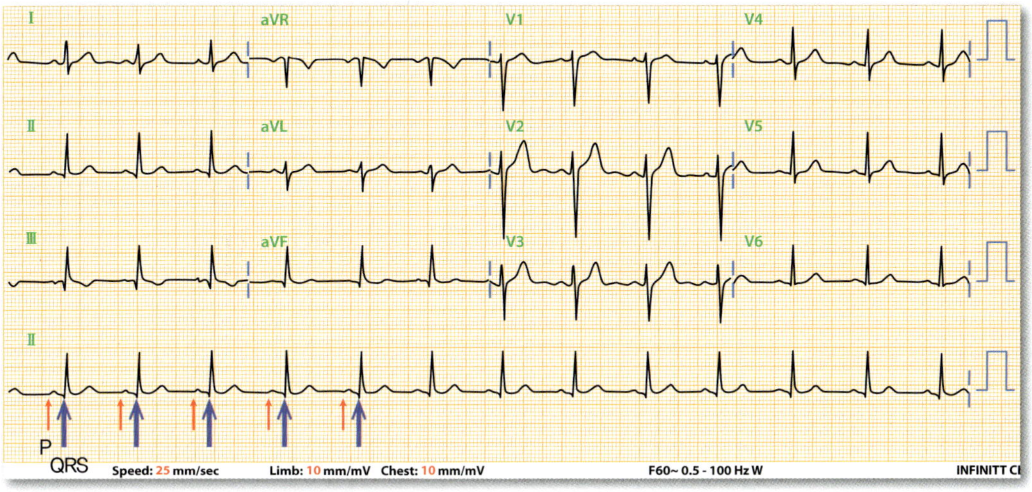

[그림 12-9] P와 QRS와의 상관관계

Step 5. 심장 전기축(axis) 측정하기(그림 12-10)

- 정상 : 0~ +90°(I 유도 +, aVF 유도 +)
- LAD : 0°~ −90°(I 유도 +, aVF 유도 −)
- RAD : +90°~ +180°(I 유도 −, aVF 유도 +)
- Extreme axis : −90°~ −180°(I 유도 −, aVF 유도 −)

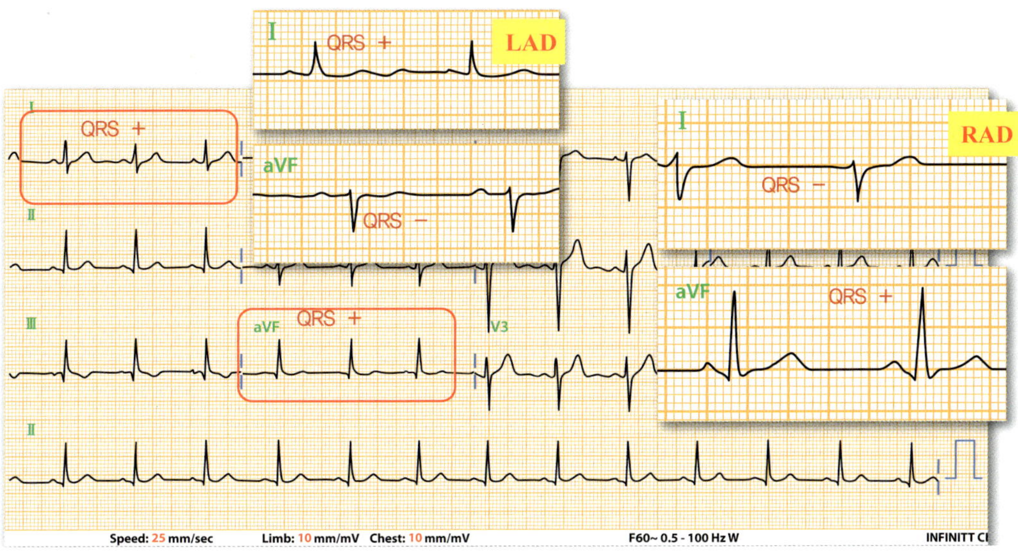

[그림 12-10] 심장 전기축 측정

Step 6. P파 관찰하기(그림 12-11)

- 대체로 완만하고 둥근 모양(monophasic)
- 폭 : 0.06~0.10sec(최대 0.12sec 미만)
- ≧ 0.12(P-mitral, P-terminal force) : LAE
- Ⅰ, Ⅱ, aVF, V4~6에서 상향, aVR에서 하향
- 높이 : < 2.5 mm
- ≧ 2.5mm(P-pulmonale) : RAE

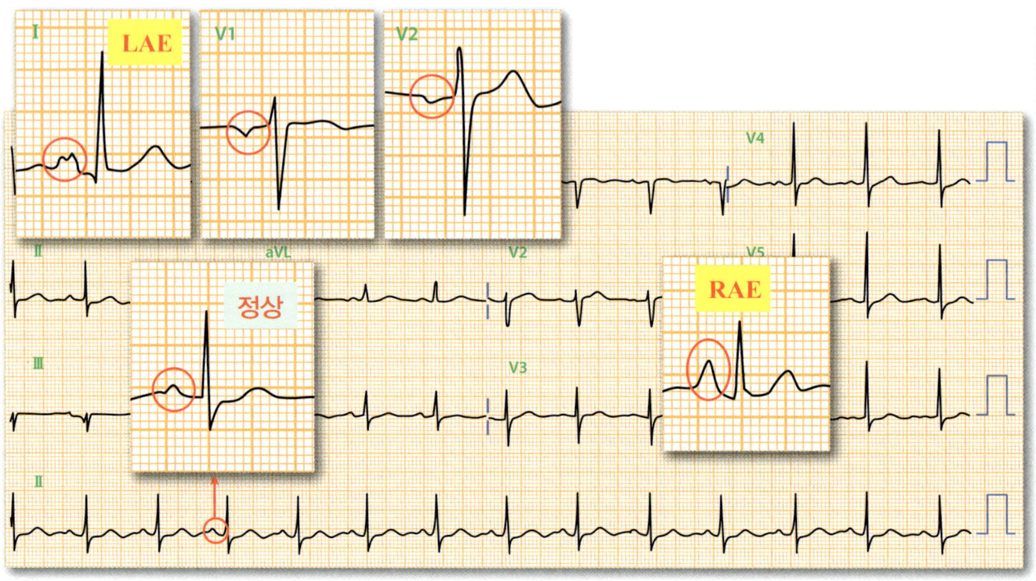

[그림 12-11] P파 관찰

Step 7. QRS군 관찰하기(그림 12-12)

- 이상 Q파 없어야 함
- R파는 V1에서 매우 작고(rS), V5~6로 갈수록 커짐(Rs)
- 높이 : 5~25mm(가슴유도에서 30mm 미만)
- 이행대 : V3 또는 V4에서 출현

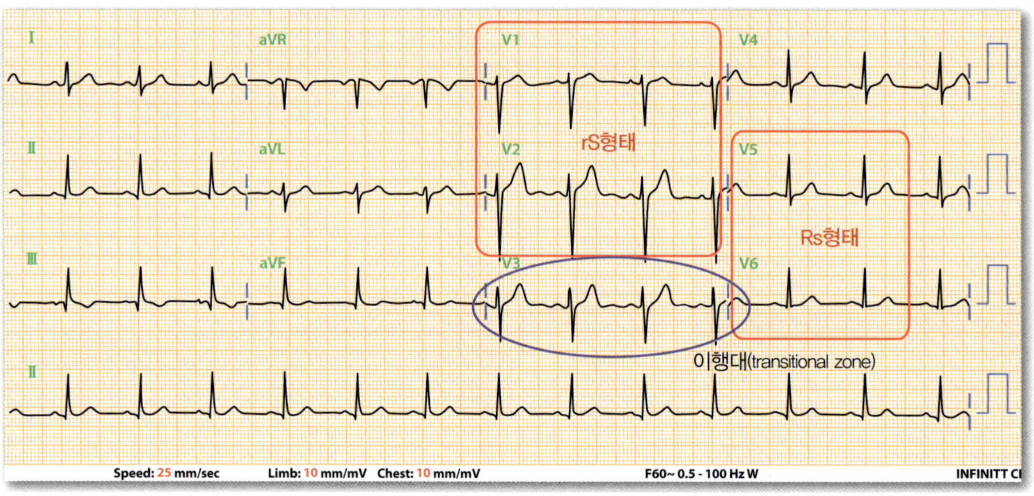

[그림 12-12] QRS군 관찰

Step 8. ST분절, T파 관찰하기(그림 12-13, 12-14)

〈ST분절〉

- 팔다리유도(사지유도) : 1mm 이내
- 가슴유도(흉부유도) : -0.5~2mm 이내
- ST 상승이나 하강, T파 역전 : 심장동맥(관상동맥) 질환의 가능성이 있음

〈T파〉

- 끝이 둥글며 약간 뾰족하면서 좌우 비대칭
- Ⅰ, Ⅱ, aVL,aVF, V3~V6 양성, aVR 음성, QRS와 같은 방향성
- 팔다리유도 : < 5mm, 가슴유도 : < 15 mm
- 높고 뾰족한 T파(tall T or 텐트형 T wave) : 고칼륨혈증(hyperkalemia)

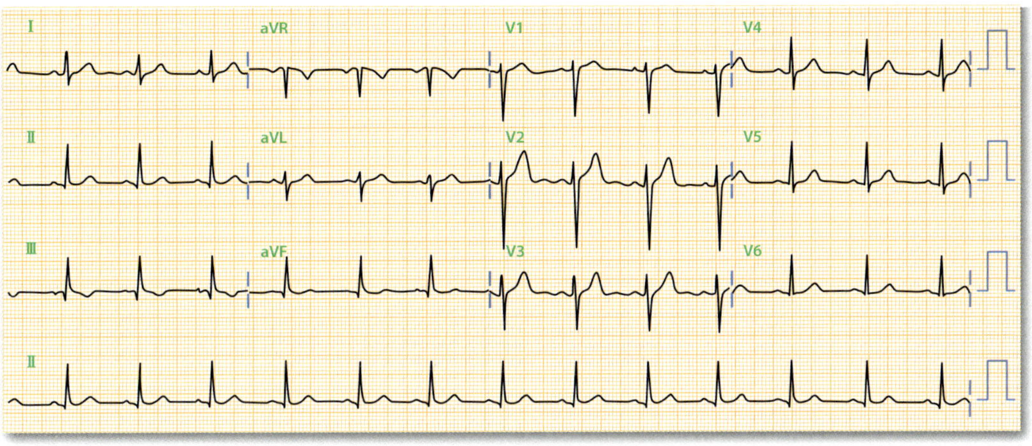

[그림 12-13] ST분절와 T파 관찰

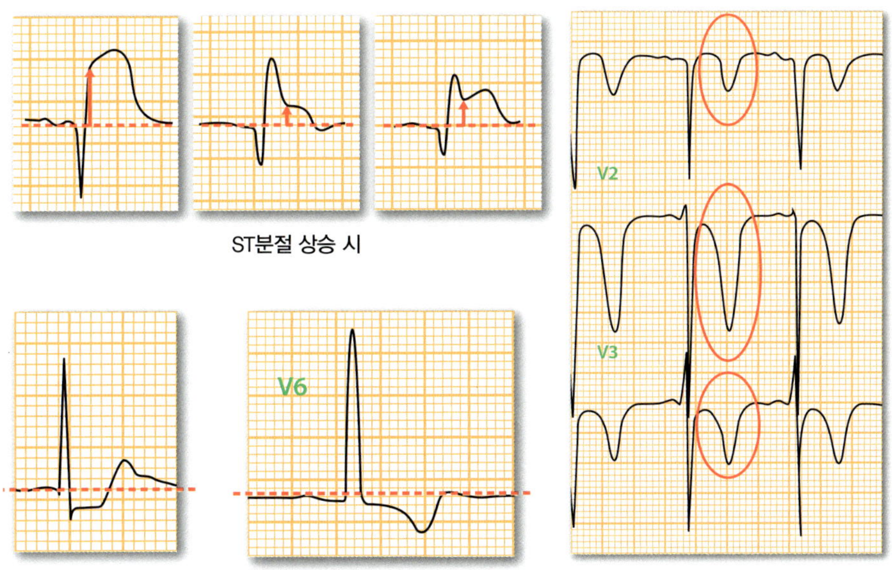

ST분절 상승 시

ST분절 하강 시

T파 역전 시

[그림 12-14] ST분절와 T파의 각종 예

Step 9. 눈에 띄는 특이한 파형이 없는지 확인하기(그림 12-15)

같은 유도 상에서 간격이 갑자기 짧아지거나 길어지는 부분이 없는지, 모양이 특이하게 달라지는 파형은 없는지 등을 관찰한다.

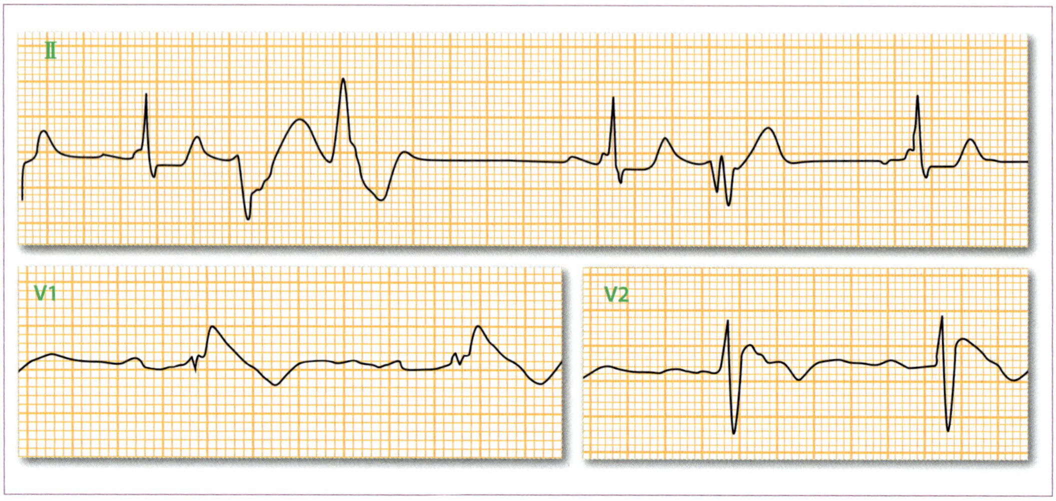

[그림 12-15] 특이 파형 관찰

• ELECTROCARDIOGRAM •

부록

용어정리

2004년 순환기학회의 용어 개정과 새롭게 대한의학협회 4집 용어가 나옴에 따라 의학용어가 학회, 학자, 학교, 병원 등의 현장에서 일치되어 사용되지 않아 혼란스러운 경우가 많다. 학교에서 새롭게 개정된 용어로 배운 학생들이 막상 현장에서 이전부터 널리 사용해 오고 있는 용어들의 쓰임을 이해하기 어려운 경우가 많고, 또 이와 반대되는 경우도 흔히 보게 된다. 이러한 혼란을 조금이나마 줄여보고자 그 동안 익숙하게 사용되어 온 용어와 새롭게 개정된 용어를 알파벳 순서대로 정리하였다.

원어	개정 전(前)	개정 후(後)
A		
aberrant conduction	편위전도, 이상전도	이상전도
accelerated rhythm	가속성율동	가속성리듬
accessory pathway	부전도로	덧전도로
action potential	활동전위	활동전위
anterior leaflet	전첨	앞첨판
anterograde conduction	전향전도	앞방향전도
antidromic conduction	역방향전도	역방향전도
apex	심첨	심장끝
atrial fibrillation	심방세동	심방잔떨림
atrial flutter	심방조동	심방된떨림
atrial tachycardia	심방빈맥	심방빠른맥
atrioventricular block	방실전도차단	방실차단
atrioventricular conduction	방실전도	심방심실전도
atrioventricular dissociation	방실해리	방실해리
atrioventricular junction	방실접합부	심방심실이음부
atrioventricular (AV) node	방실결절	방실결절
atrioventricular pathway	방실전도로	방실로
augmented unipolar lead	증폭 단극유도	증폭 홑극유도
augmented limb lead	증폭 사지유도	증폭 팔다리유도
automaticity	자동능	자발성
B		
base	심기저부	심장바닥
bifascicular block	두섬유속차단	양속차단/두다발차단
bigeminal rhythm	이단맥율동	이단맥리듬
bigeminy	이단맥	이단맥
bipolar lead	쌍극유도	두극유도/양극유도
bradyarrhythmia	서맥성부정맥	느린부정맥
brain stem	뇌간	뇌줄기
bundle branch block	각차단	다발갈래차단
C		
capture beat	포획박동	포획박동
cardiac arrest	심정지	심장정지
cardiac pacemaker	심박조율기	심장박동조율기
cardiac syncope	심장성실신	심장실신
carotid sinus massage	경동맥동 압박	목동맥팽대 마사지
chest lead	흉부유도	가슴유도
concealed conduction	불현전도	불현전도
conduction system	전도계	흥분전도계
cor pulmonale	폐성심	폐성심
coronary artery	관상동맥	심장동맥
coronary circulation	관상순환	심장순환
coronary sinus rhythm	관정맥동율동	심장굴율동/심장굴리듬

원어	개정 전(前)	개정 후(後)
D		
delta wave	델타파	델타파
dextrocardia	우심증	오른심장증
diaphragm	횡격막	가로막
dual AV nodal pathway	방실결절 이중전도로	이중방실결절로
E		
ectopic beat	이소성박동	딴곳박동
ectopic focus	이소병소	딴곳초점/딴곳병터
ectopic tachycardia	이소성빈맥	딴곳빠른맥
endocardium	심내막	심장속막
epicardium	심외막	심장바깥막
escape beat	이탈박동	이탈박동/보충박동
escape rhythm	이탈율동	이탈리듬
estrasystole	기외박동	주기외수축
F		
fascicle	섬유속	다발
fascicular block	섬유속차단	다발차단
fibrous pericardium	섬유성심막	섬유심장막
fusion beat	융합박동	융합박동
H		
hemiblock	섬유속차단	반차단
His–Purkinje system	히스퍼킨제계	히스푸르킨예체계
I		
idioventricular rhythm	심실고유율동	심실특유율동
inferior vena cava	하대정맥	아래대정맥
interatrial conduction tract	심방간전도로	심방사이전도로
interference dissociation	간섭성해리	간섭해리
internodal atrial conduction tract	결절간심방전도로	결절사이심방전도로
isorhythmic dissociation	등율동성해리	등율성해리
J		
junctional rhythm	방실접합부율동	방실리듬
L		
left and right auricle	좌 · 우심이	왼 · 오른심방귀
left anterior fascicular block	좌전섬유속차단	왼앞다발차단
left axis deviation	좌축편위	왼축편위
left bundle branch block	좌각차단	왼다발갈래차단
left posterior fascicular block	좌후섬유속차단	왼뒤다발차단
limb lead	사지유도	팔다리유도
long QT syndrome	긴QT증후군	긴QT증후군
M		
medulla oblongata	연수	숨뇌
multifocal atrial tachycardia	다소성 심방빈맥	다소성 심방빠른맥

원어	개정 전(前)	개정 후(後)
O		
orthodromic conduction	정방향전도	정방향전도
overdrive suppression	초과박동성 억제	초과박동성 억제
P		
P mitrale	승모판성 P파	승모판성 P파
P pulmonale	폐성 P파	폐성 P파
pacemaker	심박조율기	박동조율기/박동기
papillary muscle	유두근	꼭지근
parietal	벽측	벽쪽
paroxysmal supraventricular tachycardia	발작성 심실상성빈맥	발작성 상심실성빈맥
pericardial space	심막강	심장막공간
posterior leaflet	후첨	뒤첨판
preexcitation syndrome	조기흥분증후군	조기흥분증후군
premature contraction	조기수축	기외수축/조기수축
pulmonary valve	폐동맥판	허파동맥판막
Purkinje fiber	퍼킨제섬유/푸르키니에섬유	심장전도근육섬유
Q		
QT prolongation syndrome	QT(간격)연장증후군	QT간격연장증후군
R		
reentry	회귀	회귀
retrograde conduction	역행전도	뒤방향전도
rhythm strip	율동기록지	심조율기록지
rib	늑골	갈비뼈
right bundle branch (block)	우각(차단)	오른다발갈래(차단)
S		
semilunar valve	반월판	반달판막
septal cusp	내측첨	사이막첨판
septum	중격	사이막
sick sinus syndrome	동기능부전증	동기능부전증후군
sinoatrial conduction	동방전도	굴심방전도
sinoatrial node (SA node)	동방결절	굴심방결절
sinus arrest	동정지	굴심방정지
sinus arrhythmia	동부정맥	굴심방부정맥
sinus bradycardia	동서맥	동서맥/굴느린맥
sinus exit block	동출구차단	굴출구차단
sinus pause	동휴지	동휴지
sinus rhythm	동율동	동리듬
sinus tachycardia	동빈맥	굴빠른맥/동성빈맥
slow–pathway	완속전도로	서행전도로
sternum	흉골	복장뼈
subendocardial	심내막하	심장내막밑/심장속막밑
subepicardial	심외막하	심장외막밑/심장바깥밑
sudden cardiac death	돌연심장사	급성심장사
superior vena cava	상대정맥	위대정맥
supraventricular tachycardia	상심실성빈맥	심실위빠른맥/심실상성빠른맥

원어	개정 전(前)	개정 후(後)
T		
tendinous cord	건삭	힘줄끈
threshold	역치	문턱/문턱값
trifascicular block	세섬유속차단	세다발차단
trigerred activity	촉발활동	방아쇠활동
U		
unidirectional block	일방향차단	한방향차단
unipolar lead	단극유도	단극유도/홑극유도
V		
vagal maneuver	미주신경항진술	미주신경 흥분수기
ventricular capture	심실포획	심실포착
ventricular fibrillation	심실세동	심실세동/심실잔떨림
ventricular flutter	심실조동	심실조동/심실된떨림
ventricular preexcitation	심실조기흥분	심실조기흥분
ventricular strain	심실긴장	심실긴장
ventricular tachycardia	심실빈맥	심실빠른맥/심실성빈맥
visceral	장측	내장쪽
vulnerability	취약성	취약성
vulnerable period	취약기	취약기
W		
wandering pacemaker	유주심박조율기	유주박동조율기

찾아보기

한글

(ㅇ)

영어

(O)

(P)

(R)

(S)

(T)

(V)

(W)

(기타)

저자 약력

윤중수

인제대학교 이학박사
서울대학교 병원근무
경동대학교 교수(2012년~현재)
대한임상생리학 검사학회 자문위원

최소라

삼성서울병원 심장뇌혈관병원 심전도실, 일상활동 중 심전도(Holter)실(1994년~현재)
동남보건대학 출강(2009년~현재)
대한임상병리사협회 사이버교육 강의 및 시도회 보수교육 강의
대한생리학검사학회 심장계 상임평의원 및 온라인 심전도연구회 운영
건강보험심사평가원 임상전문가 패널위원(내과계)
한국 구명구급협회 KEMA CPR 보급운동본부 자문위원

임상상황을 통한 BASIC 심전도

2016년 2월 15일 초판 인쇄
2016년 2월 20일 초판 발행

저　　자 윤중수 · 최소라
발 행 인 최경희 · 이정은
발 행 처 도서출판 의학교육
등록번호 제 2013-114 호
주　　소 서울시 영등포구 양산로 128(당산동 1가 306) 백양빌딩 501호
Tel 02) 2637-4806, 4863 Fax 02) 2637-4807
홈페이지 www.medipub.co.kr
E - mail okpress1208@naver.com
정　　가 24,000 원
I S B N 979-11-85682-60-0 93510